Innama Maryam
Syed Manazir Ali
Uzma Firdaus

Angústia respiratória neonatal: Estudo Prospetivo Observacional

Innama Maryam
Syed Manazir Ali
Uzma Firdaus

Angústia respiratória neonatal: Estudo Prospetivo Observacional

Visão geral do estudo clínico-epidemiológico da angústia respiratória neonatal

ScienciaScripts

Imprint

Any brand names and product names mentioned in this book are subject to trademark, brand or patent protection and are trademarks or registered trademarks of their respective holders. The use of brand names, product names, common names, trade names, product descriptions etc. even without a particular marking in this work is in no way to be construed to mean that such names may be regarded as unrestricted in respect of trademark and brand protection legislation and could thus be used by anyone.

Cover image: www.ingimage.com

This book is a translation from the original published under ISBN 978-620-8-06502-7.

Publisher:
Sciencia Scripts
is a trademark of
Dodo Books Indian Ocean Ltd. and OmniScriptum S.R.L publishing group

120 High Road, East Finchley, London, N2 9ED, United Kingdom
Str. Armeneasca 28/1, office 1, Chisinau MD-2012, Republic of Moldova, Europe
Printed at: see last page
ISBN: 978-620-8-23107-1

Conteúdo

Dedicado
Para
Os meus **pais**

Agradecimentos

Gostaria de começar por agradecer ao Todo-Poderoso por me ter concedido esta oportunidade de seguir esta nobre profissão e rezar pela sua orientação e misericórdia também na minha vida futura.

Syed Manazir Ali, Departamento de Pediatria, Faculdade de Medicina de Jawaharlal Nehru, Universidade Muçulmana de Aligarh, Aligarh, meu mentor e supervisor, pelo seu apoio infinito durante todo o processo e pela sua orientação na investigação e na elaboração da minha tese final. Os seus ensinamentos acompanhar-me-ão sempre para toda a vida. **Uzma Firdaus**, Departamento de Pediatria, Faculdade de Medicina Jawaharlal Nehru, Universidade Muçulmana de Aligarh, Aligarh, pela sua bondade e encorajamento.

Zeeba Zaka-ur-Rab, Presidente do Departamento de Pediatria, Faculdade de Medicina Jawaharlal Nehru, Universidade Muçulmana de Aligarh, Aligarh, pelas suas revisões atempadas e planeadas que orientaram as áreas a trabalhar. K. Afzal, Prof. Shaad Abqari, Dr.ª Ayesha Ahmad, Dr. M. Kashif Ali, Dr. Iraj Alam, Dr.ª Gulnaz Nadri, Dr. Fazil Mohammed Izhar e Dr. Zaibaish Khan pelas suas valiosas sugestões e preocupações.

Os meus agradecimentos vão também para os meus superiores, Dra. Maryam, Dr. Neeraj, Dr. Rajkumar, Dr. Saleeq, Dr. Mohd Arif, Dr. Afreen, Dr. Zulquarnain e Dr. Fatehullah, pela sua ajuda e sugestões oportunas. Muito obrigado aos meus amigos e colegas Dr. Himanshu, Dr. Venkat, Dr. Priya, Dr. Vivek, Dr. Pradeep, Dr. Sidrah, Dr. Zeba, Dr. Habib, Dr. Mohd Atiullah, Dr. Melissa, Dr. Jatin, Dr. Shakhambri, Dr. Manmeet e Dr. Arvind pelo seu apoio durante todo o curso. Estou também grato aos meus colegas Dr. Danish, Dr. Ashwani, Dr. Nigam, Dr. Ritu, Dr. Nematullah, Dr. Shahbaz, Dr. Haziq, Dr. Eshwar e Dr. Yogesh pela sua ajuda.

Não há palavras para exprimir a minha gratidão aos meus queridos pais, **Sr. Zaheer Anwar Ali** e **Sra. Gulshan Ara Begum**, pelo seu amor constante e incondicional, apoio e apreço durante todo o tempo. Um agradecimento especial ao meu querido marido, **Dr. Zunnoor Ali,** pela sua adoração, orientação e apoio, e aos meus sogros pelas suas bênçãos. Estou igualmente grata ao meu irmão mais velho, **Sr. Faraz Ali**, que esteve sempre pronto a ajudar-me em tudo o que foi possível. Por último, gostaria de mencionar a minha adorável cunhada Dra. Mahroosh e o meu sobrinho Mustafa por terem estado presentes.

As minhas sinceras desculpas por todos os erros que possam ter sido cometidos inadvertidamente, tendo sido feitos todos os esforços para os minimizar. Obrigado a todos os meus pacientes e aos seus pais pela sua cooperação, apesar do seu sofrimento. Por fim, gostaria de agradecer a todas as pessoas que estiveram envolvidas no meu trabalho, pedindo desculpa se me esqueci de mencionar algum de vós.

Dr. Innama Maryam

1 INTRODUÇÃO

A dificuldade respiratória nos recém-nascidos é comum e pode ser uma emergência neonatal grave. Ocorre em 4-7% de todos os recém-nascidos e é a razão de 30-40% dos internamentos na UCIN. É mais comum nos recém-nascidos pré-termo (30%) e pós-termo (21%) do que nos recém-nascidos de termo (4,2%).

O relatório da National Neonatal Perinatal Database of India (NNPD) de 2002-2003 define a dificuldade respiratória como: frequência respiratória >60/min, recessões subcostais/intercostais, grunhidos/gemidos expiratórios. Critérios de dificuldade respiratória - Qualquer um dos 2 ou apenas grunhidos. Para além destas caraterísticas, a presença de alargamento nasal, retracções supra-esternais e, na auscultação do tórax, a redução da entrada de ar indicam dificuldade respiratória. Os sinais de risco de vida que requerem uma intervenção imediata são: respiração ofegante, engasgamento ou estridor (sinais de obstrução das vias respiratórias superiores), apneia ou esforço respiratório fraco ou bradicardia, má perfusão e cianose (Tochie et al., 2024).

As causas da angústia respiratória podem ser divididas em

☐ Causas pulmonares como atresia das coanas, síndrome de dificuldade respiratória, síndrome de aspiração de mecónio, pneumonia, taquipneia transitória do recém-nascido, pneumotórax, fístula traqueoesofágica, hipertensão pulmonar persistente do recém-nascido, hipoplasia pulmonar, hérnia diafragmática, laringotraqueomalácia.

☐ Causas não pulmonares como cardiopatia congénita, SNC (asfixia, edema cerebral, hemorragia), metabólicas (hipotermia, hipoglicemia, acidose metabólica), outras (sedação materna, sépsis, anemia, policitemia, hipotermia e hipertermia).

Os factores de risco que predispõem os recém-nascidos para a dificuldade respiratória incluem bebés prematuros, peso inferior a 2,5 kg, diabetes materna, polihidrâmnios ou oligohidrâmnios maternos, cesarianas sem trabalho de parto anterior, trabalho de parto precipitado, asfixia intra-uterina, segundo gémeo, stress provocado pelo frio, criança do sexo masculino, etc. A SDR tem uma incidência elevada nos recém-nascidos pré-termo, enquanto nos recém-nascidos pré-termo tardios e nos recém-nascidos de termo é comum a taquipneia transitória do recém-nascido.

A SDR devida à deficiência de surfactante tem uma incidência de 1,2% entre todos os recém-nascidos na Índia e de 40 a 50% nos recém-nascidos com baixo peso. Nos recém-nascidos de termo nascidos em vários hospitais da rede NNPD, a incidência de dificuldades respiratórias foi de 4,4% de todos os nados-vivos e as etiologias foram: TTN (46,7%), MAS (29%), SDR (3,7%), pneumotórax (3,4%) e pneumonia (2,1%). Dezanove por cento destes recém-nascidos necessitaram de ventilação mecânica e a taxa global de letalidade (CFR) foi de 25%. No entanto, nos recém-nascidos que saíram do hospital, 31% apresentavam dificuldades respiratórias, sendo a pneumonia e a MAS as principais causas. Dois terços dos recém-nascidos de fora com dificuldade respiratória necessitaram de ventilação mecânica e tiveram uma CFR mais elevada (38,5%) em comparação com os recém-nascidos de dentro.

2 FINALIDADES E OBJECTIVOS

AIM

Estudar a clinico-etiologia e os resultados da dificuldade respiratória em recém-nascidos.

OBJECTIVOS

1. Estudar a prevalência de dificuldade respiratória em recém-nascidos num centro terciário.
2. Encontrar as causas e os factores de risco para a dificuldade respiratória em recém-nascidos.
3. Avaliar a evolução clínica imediata do sofrimento respiratório devido a várias etiologias.

3 REVISÃO DA LITERATURA

A angústia respiratória imediatamente após o nascimento é comum e é geralmente causada por uma função respiratória anormal durante a adaptação da vida fetal à vida neonatal. Manifesta-se por taquipneia, alargamento nasal, retracções intercostais ou subcostais, grunhidos audíveis e cianose. A angústia respiratória neonatal pode ser transitória; no entanto, a angústia persistente exige uma abordagem diagnóstica e terapêutica racional para otimizar os resultados e minimizar a morbidade.

A transição bem-sucedida da vida fetal para a vida neonatal no momento do parto requer uma série de mudanças fisiológicas rápidas no sistema cardiorrespiratório. Essas mudanças resultam no redirecionamento das trocas gasosas da placenta para o pulmão, e compreendem:

- Substituição do fluido alveolar por ar (Hooper et al., 2016)
- Início da respiração regular
- Aumento do fluxo sanguíneo pulmonar devido ao aumento da resistência vascular sistémica e à diminuição da RVP.

Estes processos resultam no aumento da tensão arterial de oxigénio neonatal (PaO2) de 25 para um intervalo de 60 a 80 mmHg durante os primeiros minutos de vida. Este aumento da PaO2 inverte a depressão respiratória hipóxica e contribui para um padrão respiratório regular (Mariani et al., 2007)

Cerca de 10% dos recém-nascidos têm dificuldade na transição da vida fetal para a vida neonatal e necessitam de reanimação ao nascimento. Esta dificuldade pode ser consequência de uma função pulmonar diminuída devido à retenção de líquidos, obstrução das vias aéreas associada a anomalias congénitas, hipertensão pulmonar persistente ou apneia associada à falta de esforço respiratório.

CAUSAS PULMONARES DE DIFICULDADE RESPIRATÓRIA
EPIDEMIOLOGIA

I.   A atresia das coanas ocorre em 1 em cada 7000 nados-vivos (Alvo et al., 2021) e é mais comum no sexo feminino do que no masculino (Lee e Koltai, 2003). Dois terços dos casos são unilaterais (Szeremeta et al., 2007) (Hengerer et al., 2008).

II. TTN

A causa mais comum de dificuldade respiratória em recém-nascidos de termo e pré-termo tardio é a TTN, com uma incidência de 4,0 a 5,7 por 1000 nascimentos de termo (Morrison et al., 1995) (Kumar e Bhat, 1996) (Alhassen et al., 2021). A incidência parece ser maior em bebés prematuros (Alhassen et al., 2021). Fatores de risco adicionais relatados para TTN além da prematuridade incluem:

Parto por **cesariana** - O parto por cesariana tem uma associação positiva com a TTN do que o parto vaginal (Levine et al., 2001) (Tutdibi et al., 2010).

Diabetes e obesidade maternas - As TTN ocorrem duas a três vezes mais frequentemente em bebés de mães com diabetes mellitus. O mecanismo pode estar relacionado com a diminuição da depuração de fluidos no pulmão fetal, embora o parto por cesariana, que é mais frequente em gravidezes de mães diabéticas, seja provavelmente um fator contribuinte (Cordero et al., 1998)

A obesidade materna sem doença crónica tem sido associada à TTN (McGillick et al., 2017)

Asma materna - A asma materna tem sido relatada como um fator de risco para TTN (Demissie et al., 1998)

III. A SDR é observada mais frequentemente em bebés com idade gestacional precoce (IG).

O risco mais elevado é observado em bebés extremamente prematuros (Stoll et al., 2010).
Embora a incidência seja menor, a SDR ainda ocorre em um número significativo de bebês
pré-termo tardios (IG entre 34 semanas e 36 semanas e 6 dias) (Consortium on Safe Labor et
al., 2010). Em bebés prematuros tardios e de termo, o sexo masculino está associado a um
risco acrescido de SDR e o facto de se ser branco também está associado a um risco
acrescido, ao contrário de se ser de raça/etnia asiática ou hispânica (Anadkat et al., 2012).

IV. A SAM ocorre em cerca de 2 a 10 por cento dos bebés nascidos através de mecónio.
líquido amniótico manchado (MSAF) (Lee et al., 2016) (Whitfield et al., 2009). As taxas de
MSAF variam consoante a idade gestacional (IG), sendo mais elevadas em bebés pós-termo
(Balchin et al., 2011). A incidência relatada de MSAF em bebês a termo foi semelhante em
um país com poucos recursos (Addisu et al., 2018). Os fatores de risco relatados para MSAF e
MAS incluem:

Bebés pós-termo (GA >41 semanas), especialmente os que têm restrição de crescimento
intrauterino (Clausson et al., 1999)

Parto pélvico vaginal (Balchin et al., 2011)

Parto por cesariana (Oliveira et al., 2019)

Sofrimento fetal (Oliveira et al., 2019)

Baixos índices de Apgar e necessidade de reanimação no momento do parto (Oliveira et al.,
2019)

Etnia negra e sul-asiática (Balchin et al., 2011)

Febre materna e inflamação e infeção intraamniótica (Balchin et al., 2011) (Oliveira et al.,
2019)

V. HPPN: A prevalência da HPPN foi estimada em aproximadamente 2 casos por 1000
nados-vivos (Walsh-Sukys et al., 2000) (Steurer et al., 2017). A HPPN ocorre normalmente
em bebés de termo e pré-termo tardio, embora também possa ocorrer em bebés pós-termo
(Walsh-Sukys et al., 2000). Os factores de risco maternos e pré-natais relatados para a HPPN
incluem (Walsh-Sukys et al., 2000) (Steurer et al., 2017) :

Diabetes materna (diabetes gestacional ou pré-existente)

Obesidade materna

Idade materna avançada

Exposição in utero a inibidores selectivos da recaptação da serotonina (Grigoriadis et al.,
2014)

Raça negra

Líquido amniótico corado com mecónio

Grande ou pequeno para a idade gestacional

A rutura prematura e prolongada das membranas parece ser um fator de risco entre os bebés
pré-termo (Aikio et al., 2012)

VI. A Malformação Pulmonar Congénita das Vias Aéreas (CPAM) é uma malformação
do desenvolvimento do trato respiratório. Embora rara, é a lesão pulmonar congénita mais
comum. A utilização generalizada de exames de ultra-sons pré-natais resultou num aumento
do diagnóstico pré-natal de MCPA. Dados de grandes registos populacionais sugerem uma
incidência de quistos pulmonares congénitos na ordem de 1 por 8300 a 35 000 nados-vivos
(Priest et al., 2009) (Gornall et al., 2003). Os subtipos de cistos grandes representam
aproximadamente 70% dos CPAMs, ou 2 a 8 por 100.000 nascidos vivos.

VII.Pneumonia neonatal Em contextos de escassez de recursos, a incidência estimada de
pneumonia é de <1% entre os bebés nascidos a termo e de até 10% em bebés prematuros e de

peso extremamente baixo (ou seja, peso à nascença <1000 g) que necessitam de ventilação mecânica (Nissen, 2007) (Consortium on Safe Labor et al., 2010) (Hooven e Polin, 2017).

A pneumonia é uma das principais causas de mortalidade entre os bebés com peso extremamente baixo à nascença, sendo responsável por quase 30% das mortes nesta população numa série de casos (Barton et al., 1999).

Em contextos de recursos limitados, a pneumonia é um dos principais factores que contribuem para a mortalidade infantil. A Organização Mundial de Saúde estimou que, em 2015, a pneumonia causou mais de 900 000 mortes em todo o mundo em crianças com menos de cinco anos de idade, sendo que a maioria das mortes ocorreu em bebés com menos de um ano de idade (GBD 2015 Mortality and Causes of Death Collaborators, 2016). Num estudo realizado numa zona rural da Índia central, a mortalidade secundária à pneumonia no primeiro mês foi de 29 por 1000 nados-vivos; mais de metade de todas as mortes por pneumonia em crianças ocorreram em recém-nascidos (Bang et al., 1993). Estes números podem subestimar o peso da pneumonia neonatal em ambientes com recursos limitados, porque muitos recém-nascidos não recebem cuidados médicos.

Os factores de risco variam consoante o momento do aparecimento.

Pneumonia de início precoce - Os factores de risco associados à pneumonia de início precoce são os mesmos que os associados à sépsis de início precoce e incluem (Hooven e Polin, 2017):

- Prematuridade e baixo peso à nascença
- Corioamnionite materna (também designada por infeção intra-amniótica)
- Rutura prematura ou prolongada das membranas
- Colonização materna por estreptococos do grupo B
- Febre materna intraparto

As infecções virais adquiridas no hospital são ocasionalmente atribuídas à má lavagem das mãos ou à sobrelotação (Harbarth et al., 1999).

VIII. A fístula traqueoesofágica (FTE) é uma anomalia congénita do trato respiratório, com uma incidência de aproximadamente 1 em 3500 a 1 em 4500 nados vivos (Depaepe et al., 1993).

FISIOPATOLOGIA E APRESENTAÇÃO CLÍNICA.

I. Atresia das coanas: A obliteração da abertura nasal posterior é a atresia das coanas (Fig.1) e pode estar associada a anomalias ósseas das placas pterigóides ou a anomalias do crescimento médio-facial.

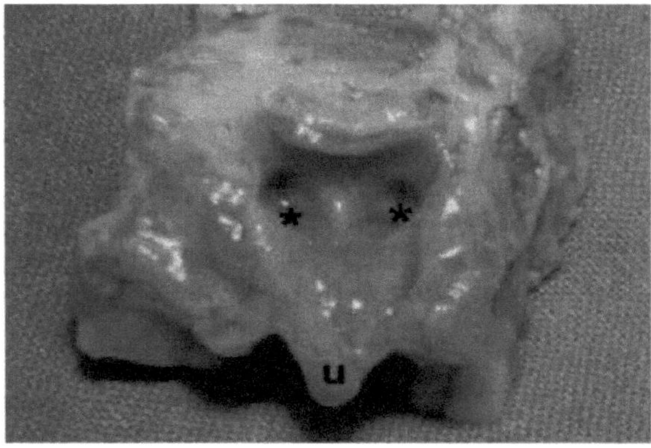

Fig. 1: Secção anatómica da atrésia coanal bilateral.
*: coanae, u: úvula. *Cortesia de Glenn C Isaacson, MD, FAAP, FACS.*

Patogénese - A persistência da membrana oronasal impede a união do nariz e da orofaringe. Uma explicação alternativa é que as alterações nos factores de crescimento locais podem resultar em coanas pequenas ou imperfuradas (Keller e Kacker, 2000). A maioria dos casos apresenta obstrução óssea e membranosa com graus variáveis.

Apresentação - Os indivíduos com atrésia unilateral das coanas apresentam-se numa fase tardia da vida com sintomas de corrimento nasal unilateral ou obstrução. A atrésia bilateral das coanas em lactentes apresenta-se com obstrução das vias aéreas superiores, respiração ruidosa, cianose que piora com a alimentação e melhora com o choro.

Malformações e síndromes associadas - Outras anomalias congénitas estão presentes em doentes com atrésia das coanas unilateral (50%) ou bilateral (60%) (Szeremeta et al., 2007). A atrésia das coanas pode apresentar-se como uma anomalia isolada ou com síndromes de anomalias congénitas múltiplas, como Treacher Collins, Kallmann, CHARGE [coloboma da íris ou da coroide, malformação cardíaca, atrésia das coanas, atraso no crescimento e no desenvolvimento, anomalias geniturinárias e defeitos do ouvido com surdez associada], VACTERL [anomalias vertebrais, atresia anal, defeitos cardíacos, fístula traqueoesofágica e/ou atresia esofágica, anomalias renais e radiais e defeitos dos membros] (Burrow et al., 2009).

As anomalias associadas podem incluir (Myer e Cotton, 1983):
Deformidades faciais, nasais ou palatinas
Polidactilismo
Doença cardíaca congénita
Coloboma da íris e da retina
Deficiência intelectual
Malformações do ouvido externo
Atresia do esófago
Craniossinostose
Fístula traqueoesofágica
Meningocele

Avaliação e diagnóstico - Suspeita-se de atresia das coanas quando o cateter número 5 ou 6 French não é capaz de passar do nariz para a orofaringe com uma distância mínima de 32 mm ou não há movimento de um fio de algodão sob as narinas ou o embaciamento do espelho ajuda no diagnóstico clínico (Myer e Cotton, 1983) (Szeremeta et al., 2007). A endoscopia nasal flexível ou rígida (Fig. 2) pode confirmar o diagnóstico através da demonstração de uma abertura estreita ou ausente da cavidade nasal para a nasofaringe.

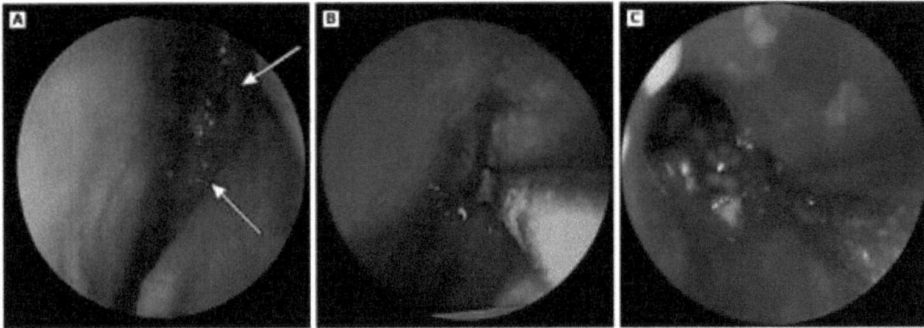

Fig. 2: (A) Visão endoscópica transnasal com atresia coanal mostrando obstrução abertura nasal posterior (setas). (B) Punção endoscópica da porção membranosa da placa de atresia. (C) Ressecção da placa de atresia e do vômer posterior para criar uma conexão grande e ovoide com a nasofaringe.

Cortesia de Glenn C Isaacson, MD, FAAP.

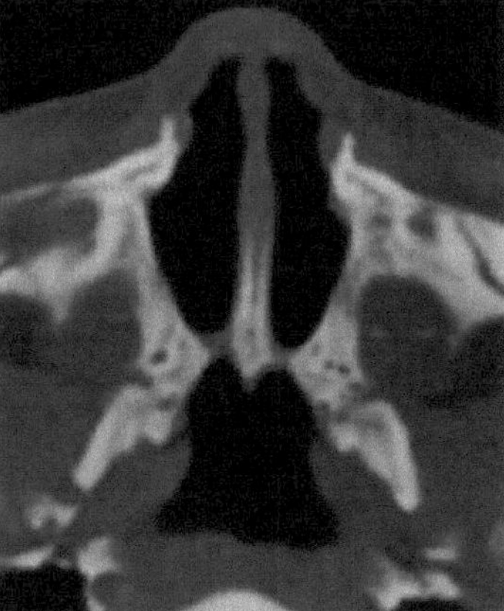

Fig. 3: Imagem axial de TC de atresia coanal. Notar o estreitamento ósseo da parte posterior do nariz. TC: tomografia computorizada.

Cortesia de Glenn C Isaacson, MD, FAAP, FACS.

O diagnóstico é geralmente confirmado por tomografia computorizada (Fig. 3).

II A TTN ocorre devido à reabsorção tardia do líquido pulmonar fetal que preenche os espaços aéreos e se move para o interstício, onde se acumula nos tecidos perivasculares e nas fissuras interlobares. O excesso de água pulmonar na TTN resulta em diminuição da complacência pulmonar. A perfusão contínua de alvéolos mal ventilados leva a hipoxemia, e o edema alveolar reduz a ventilação, resultando por vezes em hipercapnia. Eventualmente, o líquido é eliminado por drenagem linfática ou absorvido por pequenos vasos sanguíneos.

Apresentação e diagnóstico A TTN apresenta-se geralmente duas horas após o parto. A taquipneia é a caraterística mais proeminente. Os bebés com doença mais grave apresentam cianose e aumento do trabalho respiratório, manifestado por alargamento nasal, retracções intercostais e subcostais ligeiras e grunhidos expiratórios. O diâmetro antero-posterior do tórax pode estar aumentado.

Os sons respiratórios nos bebés afectados são normalmente claros, sem estertores ou roncos.

Caraterísticas radiográficas

J **Radiografia do tórax** - Os achados caraterísticos na radiografia do tórax (Fig. 4) incluem um padrão em "sunburst" no hilo com marcas vasculares proeminentes. É frequente ver-se líquido nas fissuras interlobares e podem estar presentes derrames pleurais. O edema alveolar pode aparecer como densidades fofas.

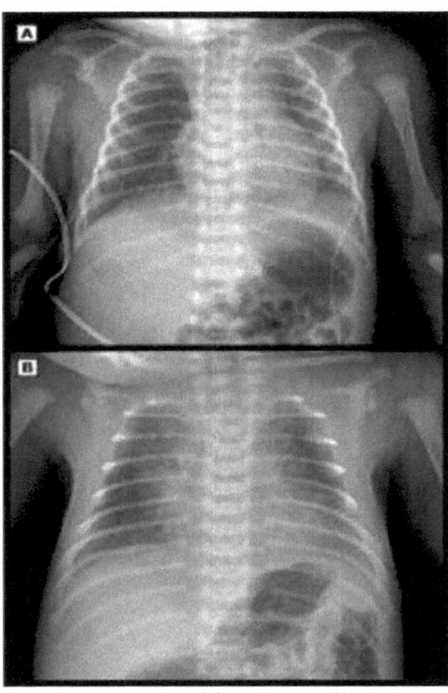

Fig. 4: A e B são radiografias de recém-nascidos com TTN. Demonstram áreas de infiltrados difusos no campo pulmonar e estrias peri-hilares indicativas de líquido pulmonar retido, consistentes com o diagnóstico de TTN.

J Ultrassonografia pulmonar - A ultrassonografia pulmonar é uma ferramenta precisa e confiável para o diagnóstico de TTN e é usada em muitos centros (Liu et al., 2016). Os achados sugestivos de TTN incluem edema pulmonar, linhas B compactas (linhas hiperecoicas que surgem da superfície pleural), ponto pulmonar duplo (limite nítido entre campos pulmonares superiores relativamente aerados e linhas B coalescentes nos campos inferiores) e uma linha pleural regular sem consolidação (Kurepa et al., 2018) (Raimondi et al., 2019).

III. MAS A fisiopatologia da MAS envolve a passagem de mecónio, inutero, que o bebé aspira. Isto resulta em doença pulmonar com hipoxemia e acidose respiratória associadas. A HPPN é uma complicação da SAM grave e contribui para a hipoxemia (Davis e Shekerdemian, 2001).

20 a 33% dos bebés nascidos através de MSAF têm depressão respiratória e neurológica ao nascimento (Wiswell et al., 1990) (Wiswell e Bent, 1993) (Cleary e Wiswell, 1998), o que sugere a presença de processos patológicos intra-uterinos, principalmente asfixia crónica e infeção. Este stress intrauterino leva à passagem do mecónio e à sua aspiração pelo feto.

Aspiração de mecónio - O mecónio no líquido amniótico pode ser aspirado durante a respiração fetal após o parto (Dawes et al., 1972) (Block et al., 1981) (Hooper e Harding, 1990). Evidências patológicas sugerem que este processo também ocorre em seres humanos. O mecónio foi encontrado nos pulmões de bebés que nasceram mortos (Brown e Gleicher, 1981) ou que morreram pouco depois do nascimento, sem história de aspiração no parto (Byrne e Gau, 1987) (Sunoo et al., 1989)

O mecónio que permanece na hipofaringe ou na traqueia após o parto pode ser aspirado durante as primeiras respirações. É mais provável que isto ocorra num bebé deprimido. O mecónio, quando aspirado para o pulmão fetal ou neonatal, provoca lesões pulmonares com obstrução e inflamação das vias aéreas e hipoxemias (Sienko e Altshuler, 1999) (Cayabyab et al., 2007).

Doença pulmonar - As manifestações pulmonares graves da SAM são uma consequência de processos patológicos intra-uterinos subjacentes, incluindo os seguintes (Haakonsen Lindenskov et al., 2015):

• **Obstrução** das vias aéreas - A obstrução das vias aéreas pelo tampão de mecónio pode ser completa ou parcial. A obstrução completa leva a atelectasia distal. A obstrução parcial das vias aéreas ocorre quando o mecónio particulado oclui parcialmente as vias aéreas, aprisionando o gás distalmente, o que se designa por efeito de válvula esférica e causa uma sobredistensão do pulmão e rutura alveolar, com o consequente pneumotórax ou outras complicações de fuga de ar (Tran et al., 1980).

• **Inflamação** - Os componentes do mecónio causam inflamação do pulmão fetal e pós-natal (Lee et al., 2016). A lesão direta e a inflamação resultam numa pneumonite exsudativa e inflamatória com rutura epitelial, exsudação proteinácea com colapso alveolar e necrose celular (Tyler et al., 1978) (Dargaville et al., 2001).

• **Infeção** - O MSAF é um marcador de infeção bacteriana da cavidade amniótica e alerta para o aumento da morbilidade neonatal (Rao et al., 2001). O mecónio é estéril, mas os mucopolissacáridos nele presentes fornecem um meio de crescimento para os microrganismos, especialmente para *a Escherichia coli*. O mecónio pode, por vezes, inibir a fagocitose pelas células polimorfonucleares, incluindo a explosão oxidativa (Clark e Duff, 1995).

Hipoxemia - A hipoxemia resulta da diminuição da ventilação alveolar relacionada com a lesão pulmonar e do desequilíbrio ventilação-perfusão com a perfusão contínua de unidades pulmonares mal ventiladas.

Constatações gerais - Observam-se **as seguintes** caraterísticas:

Evidência de MSAF - Uma história de MSAF ou evidência física de coloração de mecónio no exame do bebé (Brown et al., 1956).

Asfixia perinatal - A asfixia perinatal ocorre em 20 a 33% dos bebés nascidos através de MSAF. Estes bebés têm depressão neurológica e/ou respiratória à nascença, normalmente devido a hipoxia ou choque (Wiswell et al., 2000).

Restrição do crescimento fetal e pós-maturidade - Os bebés afectados são frequentemente pequenos para a idade gestacional e nascem pós-termo (Clausson, Cnattingius e Axelsson, 1999)

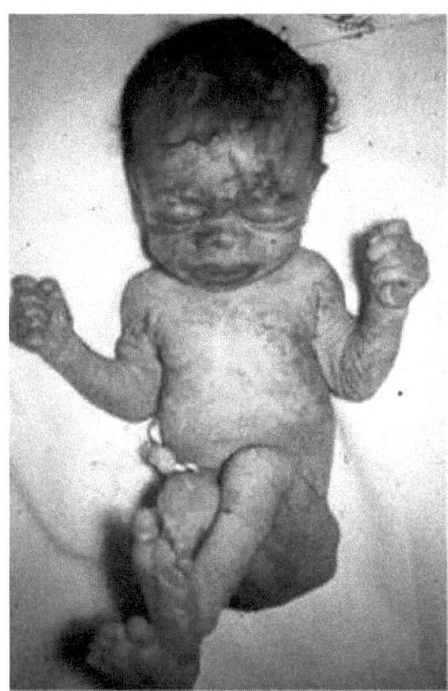

Fig. 5: O bebé tem o aspeto caraterístico de um bebé com restrição de crescimento intrauterino. Note-se a pele solta e descamada, a diminuição do tecido subcutâneo e da massa muscular, e a coloração de mecónio.

Achados pulmonares -

Dificuldade respiratória com taquipneia e cianose acentuadas (van Ierland et al., 2010)

Achados físicos - Tórax em forma de barril com auscultação revelando estertores e roncos.

Insuficiência respiratória - Os doentes com doença grave correm o risco de sofrer de insuficiência respiratória que requer ventilação mecânica. Doença respiratória grave com HPPN persistente.

Avaliação e diagnóstico

Radiografia de tórax -

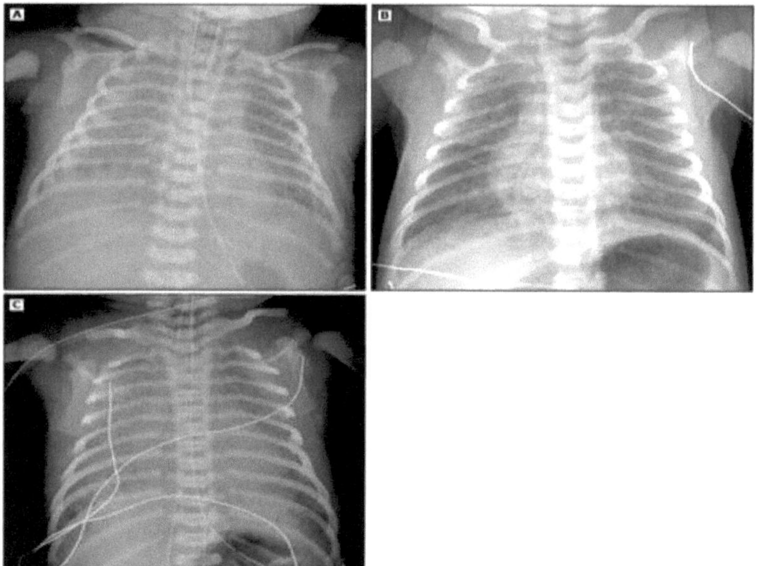

Fig. 6: Composto de três radiografias torácicas demonstrando alterações progressivas ao longo da doença em pacientes com síndrome de aspiração de mecónio (MAS). (A) Radiografia inicial do tórax no primeiro dia de vida de um recém-nascido (nascido com 41 semanas de idade gestacional [IG]) entubado por dificuldade respiratória e suspeita de aspiração de mecónio. Os pulmões mostram opacidades intersticiais difusas com derrames pleurais, um padrão inespecífico na radiografia. (B) Radiografia de tórax de um recém-nascido (nascido com 40 semanas de gestação) com 5 dias de idade. Os pulmões estão hiperinsuflados com diafragmas achatados e bandas estriadas de atelectasia. (C) Radiografia de tórax do mesmo recém-nascido que (A) aos 10 dias de vida. Neste bebé com doença grave, os pulmões estão mais difusamente opacificados, obscurecendo a silhueta cardíaca.

As alterações radiográficas desaparecem no decurso de 7 a 10 dias, mas por vezes persistem durante várias semanas. A fuga de ar ocorre em 10 a 30 por cento dos bebés com EAM (Wiswell e Henley, 1992).

A película inicial do tórax pode mostrar densidades lineares e estriadas (Yeh et al., 1979). Também podem ser observadas densidades difusas e irregulares (Fig. 5). As alterações radiográficas desaparecem ao longo de 7 a 10 dias, mas por vezes persistem durante várias semanas. A fuga de ar ocorre em 10 a 30 por cento dos bebés com MAS (Wiswell e Henley, 1992).

Ecocardiografia - Em recém-nascidos com dificuldade respiratória grave, a ecocardiografia é utilizada para distinguir entre doentes com doença cardíaca estrutural congénita crítica e doentes com hipertensão pulmonar persistente (HPPN) com MAS.

Culturas e antibióticos empíricos -A antibioterapia empírica é iniciada enquanto se aguardam os resultados da cultura de sangue ou do aspirado traqueal.

Avaliação da oxigenação - A oximetria de pulso é inicialmente utilizada para determinar a adequação da oxigenação. Para os bebés que necessitam de oxigénio suplementar, é obtida uma medição da gasimetria arterial, que normalmente demonstra hipoxemia e hipercarbia.

O diagnóstico é feito quando uma ou mais das seguintes situações estão presentes:

Evidenciar o MSAF no bebé.

Caraterísticas radiográficas da MAM com densidades iniciais lineares e estriadas que progridem para pulmões hiperinsuflados e densidades irregulares difusas.

Os bebés intubados podem ter mecónio na traqueia.

IV. RDS

Fisiopatologia: A principal anomalia na SDR é a deficiência de surfactante. No pulmão prematuro, a atividade inadequada do surfactante resulta em alta tensão superficial, levando à instabilidade do pulmão no final da expiração, baixo volume pulmonar e diminuição da complacência.

A deficiência de surfactante também leva a inflamação pulmonar e lesão do epitélio respiratório, que pode resultar em edema pulmonar e aumento da resistência das vias aéreas (Nitta e Kobayashi, 1994). Estes factores agravam ainda mais a lesão pulmonar e pioram a função pulmonar (Turunen et al., 2006). Ao mesmo tempo, a absorção anormal de fluidos resulta na eliminação ineficiente de líquidos no pulmão lesionado, levando a um edema pulmonar que também impede as trocas gasosas (Helve et al., 2004).

Manifestações clínicas

Apresenta-se nos primeiros minutos a horas após o parto. Se não for tratada, a SDR agrava-se progressivamente. Nalguns casos, o recém-nascido pode não parecer doente imediatamente após o parto, mas desenvolve dificuldade respiratória ou cianose nas primeiras horas de vida. Estes bebés podem ter uma quantidade limítrofe de surfactante que é consumida ou se torna inactivada. O bebé afetado é quase sempre pré-termo e apresenta sinais de dificuldade respiratória.

Ao exame físico, os sons respiratórios auscultados estão diminuídos e os bebés podem estar pálidos com pulsos periféricos diminuídos.

As medições da gasimetria arterial revelam normalmente uma hipoxemia que responde à administração de oxigénio suplementar. A pressão parcial de dióxido de carbono (PCO_2) é inicialmente normal ou ligeiramente elevada, mas geralmente aumenta à medida que a doença se agrava.

À medida que a doença progride, os bebés podem desenvolver hiponatremia. Esta resulta da retenção de água e, normalmente, melhora com a restrição de líquidos.

Radiografia **do tórax** - As caraterísticas radiográficas da SDR (fig. 7) incluem:

Baixos volumes pulmonares

Aspeto reticulogranular difuso em vidro despolido com broncogramas aéreos

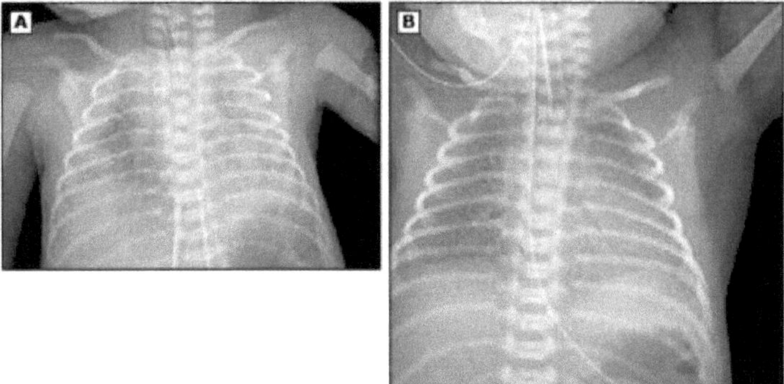

Fig. 7: Duas radiografias que demonstram SDR neonatal grave (A) e moderada (B).

J O edema pulmonar pode contribuir para o aspeto difuso

J O pneumotórax e as fugas de ar são achados pouco frequentes na radiografia inicial do tórax, sendo mais frequentemente observados quando a complacência pulmonar melhora

Ultrassonografia torácica - A ultrassonografia torácica neonatal é cada vez mais utilizada na prática neonatológica para avaliar a doença pulmonar (Sefic Pasic et al., 2023). Os achados ultra-sonográficos caraterísticos da SDR incluem (Raimondi et al., 2019) (Guo et al., 2022):

- Consolidação pulmonar com broncogramas aéreos
- Envolvimento intersticial - As regiões não consolidadas dos pulmões podem mostrar sinais de envolvimento intersticial (por exemplo, linhas B da cauda de cometa e padrão de síndrome intersticial alveolar).
- Derrames pleurais - Os derrames pleurais unilaterais ou bilaterais são observados em 15 a 20 por cento dos casos.

Diagnóstico A SDR é diagnosticada quando um recém-nascido pré-termo desenvolve insuficiência respiratória progressiva pouco tempo após o nascimento, evidenciada pelo aumento do trabalho respiratório e das necessidades de oxigénio, bem como por achados imagiológicos específicos no tórax, como o aspeto reticulogranular difuso em vidro despolido nos broncogramas aéreos.

V. PPHN

Três tipos de anomalias da vasculatura pulmonar estão na base da doença: subdesenvolvimento, subdesenvolvimento e desadaptação (Mandell et al., 2021)

Subdesenvolvimento da vasculatura pulmonar - a área de secção transversal da vasculatura pulmonar é reduzida, resultando numa elevação relativamente fixa da resistência vascular pulmonar (RVP). O risco de mortalidade é maior nesta categoria. O subdesenvolvimento ocorre com hipoplasia pulmonar associada a hérnia diafragmática congénita (HDC), malformação pulmonar congénita (adenomatóide cística), agenesia renal, oligohidrâmnio acompanhado de uropatia obstrutiva e restrição do crescimento fetal (Levin, 1978).

Mau desenvolvimento da vasculatura pulmonar - espessamento aberrante da camada muscular das arteríolas pulmonares e expansão desta camada em pequenos capilares com paredes finas e sem células musculares. (Murphy et al., 1981).

As condições associadas incluem parto pós-termo, coloração de mecónio e MAS.

Desadaptação da vasculatura pulmonar - o leito vascular pulmonar desenvolve-se normalmente. Algumas circunstâncias pré-natais desfavoráveis promovem uma vasoconstrição ativa, que interfere com o declínio pós-natal normal da RVP. Estas incluem depressão pré-natal, doenças do parênquima pulmonar e infecções bacterianas, particularmente aquelas induzidas pelo estreptococo do grupo B (GBS) (Curtis et al., 2003).

Manifestações clínicas A maioria dos recém-nascidos com HPPN apresenta-se nas primeiras 24 horas de vida com dificuldade respiratória. Além disso, pode haver coloração de mecónio na pele e nas unhas, o que pode ser indicativo de stress intrauterino. O exame cardíaco dos bebés com HPPN pode ser notável por um impulso precordial proeminente e por uma segunda bulha cardíaca acentuada e com divisão estreita. Doenças associadas - A maioria dos bebés com HPPN tem doenças respiratórias ou sistémicas associadas. As frequências relativas dessas condições associadas são as seguintes (Steurer et al., 2017):

Síndrome de aspiração de mecónio (MAS, 25 a 40 por cento)

Sépsis (20 a 30 por cento)

Pneumonia (15 a 20 por cento)

RDS (10 a 15 por cento)

CDH, aproximadamente 5 a 10 por cento

Outras doenças pulmonares (cerca de 4 a 5 por cento)

Asfixia perinatal (1 a 2 por cento)

Diagnóstico

Oximetria de pulso para medição da saturação de oxigénio pós-ductal e pré-ductal.

Análise de gases no sangue arterial

Radiografia do tórax

Ecocardiografia - A HPPN é confirmada por ecocardiografia. O ecocardiograma demonstra anatomia cardíaca estrutural normal com evidência de hipertensão pulmonar (HP) (ou seja, pressão elevada do ventrículo direito [PVD]). O ecocardiograma também avalia a função ventricular, que pode estar comprometida.

VI. Malformação congénita das vias aéreas pulmonares (CPAM)

Patogénese As malformações congénitas das vias aéreas pulmonares (MCPAs) resultam de anomalias da morfogénese ramificada do pulmão. Pensa-se que os diferentes tipos de MCPAP se originam em diferentes níveis da árvore traqueobrônquica e em diferentes fases do desenvolvimento pulmonar, possivelmente influenciados por obstrução e/ou atresia das vias aéreas in utero (Riedlinger et al., 2006).

Os mecanismos moleculares que resultam na formação de CPAM permanecem em grande parte desconhecidos, mas podem incluir um desequilíbrio entre a proliferação celular e a apoptose durante a organogénese (Cass et al., 1998) (Fromont-Hankard et al., 2002) (Berrocal et al., 2004). As perturbações do gene HOXB5 têm sido implicadas neste processo (Wilson et al., 2006).

Apresentação pré-natal - O aparecimento de CPAMs na ecografia pré-natal varia desde achados incidentais de lesões de aspeto cístico até ao envolvimento pulmonar maciço (De Santis et al., 2000) (Duncombe et al., 2002) (Bush et al., 2008). As lesões regridem e parecem desaparecer durante a gestação em aproximadamente 50% dos casos, conforme determinado pela ultrassonografia fetal (Cavoretto et al., 2008), mas a maioria delas ainda será detetável em imagens pós-natais (Kunisaki et al., 2015).

Desenvolvimento de hidropisia - A hidropisia fetal desenvolve-se em 5 a 40 por cento dos casos devido a alterações hemodinâmicas decorrentes da obstrução da veia cava e da deslocação e compressão cardíacas (Baird et al., 2014). O risco de hidropisia é maior em fetos com lesões grandes, lesões que persistem no terceiro trimestre e lesões microcísticas.

Período neonatal

Assintomáticos - Aproximadamente três quartos dos pacientes com diagnóstico pré-natal de MCPAP são assintomáticos ao nascimento (Parikh e Rasiah, 2015) (Karlsson et al., 2022).

Sintomático - Os restantes 25 por cento dos doentes com um diagnóstico pré-natal de CPAM são sintomáticos à nascença (Ruchonnet-Metrailler et al., 2014) (Karlsson et al., 2022).

Algumas caraterísticas clínicas estão associadas ao tipo de CPAM:

As AMs de PC tipo 0 estão associadas a trocas gasosas gravemente comprometidas e os bebés afectados morrem à nascença (Priest et al., 2009).

Os CPAMs de tipo 1 constituem a maioria dos CPAMs que se apresentam em recém-nascidos. Dependendo da extensão do aprisionamento de ar, grandes cistos podem se expandir, o que leva à angústia respiratória.

Os CPAMs de tipo 2 são frequentemente diagnosticados logo após o nascimento.

O CPAM tipo 3 é uma forma grave de todos os tipos (exceto o tipo 0, que é uniformemente letal à nascença) que envolve todo o pulmão e hidropisia fetal ou hipoplasia pulmonar.

Foram registados vários casos de CPAMs do tipo 4 com pneumotórax espontâneo (Gardikis et al., 2002). Uma vez que muitas lesões do tipo 4 se devem provavelmente a blastoma pleuropulmonar (PPB), deve haver uma forte suspeita de malignidade em qualquer criança que apresente pneumotórax e CPAM.

Diagnóstico

História - Independentemente da idade e da apresentação de sinais ou sintomas, a história familiar deve ser explorada em pormenor para detetar cancros e lesões quísticas que possam sugerir a síndrome do blastoma pleuropulmonar familiar (PPB).

Imagiologia -

Todos os bebés com um diagnóstico pré-natal de MCPAP devem fazer uma radiografia ao tórax no período neonatal, mesmo que sejam assintomáticos e mesmo que a lesão pareça ter desaparecido em ecografias pré-natais de série.

Os recém-nascidos sintomáticos devem ser avaliados com imagiologia torácica avançada (TC com contraste ou RMN) para definir melhor a lesão e distingui-la de outras anomalias de desenvolvimento do pulmão, como parte do planeamento pré-operatório

Os recém-nascidos assintomáticos também devem ser submetidos a imagiologia torácica avançada para confirmar o diagnóstico e avaliar melhor a lesão, mas o momento depende das caraterísticas de risco (sintomas e resultados da radiografia torácica). A TC ou a RM devem ser realizadas mesmo em bebés com radiografias torácicas normais, uma vez que as radiografias simples não detectam frequentemente o CPAM em recém-nascidos assintomáticos.

Aspeto radiográfico - Os tipos 1, 2, (Fig.8,9,10) e 4 de CPAM são caracterizados por quistos cheios de ar. A radiografia não faz uma distinção fiável entre eles. No entanto, os tipos 1 e 4 tendem a aparecer como uma lesão única, com um ou alguns quistos grandes que podem estar totalmente cheios de ar ou ter níveis de ar-fluido (Priest et al., 2009).

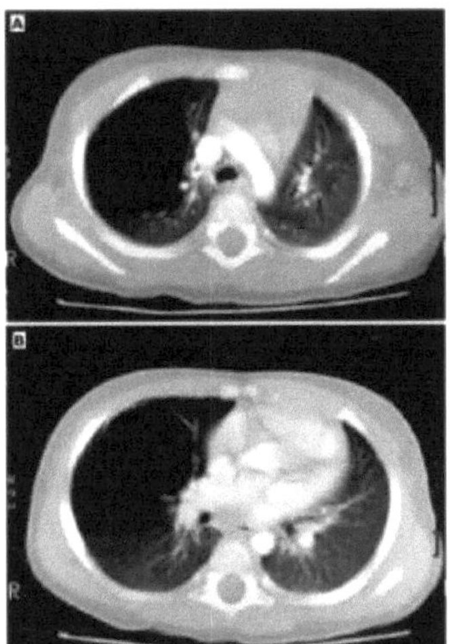

Fig. 8: Tomografia computorizada do tórax de um doente de um ano de idade com malformação congénita das vias aéreas pulmonares (MCPA) do tipo 1. Um cisto único, grande (5 x 5 x 4 cm) e cheio de ar é demonstrado no lobo superior direito. *Cortesia de Christopher M Oermann, MD.*

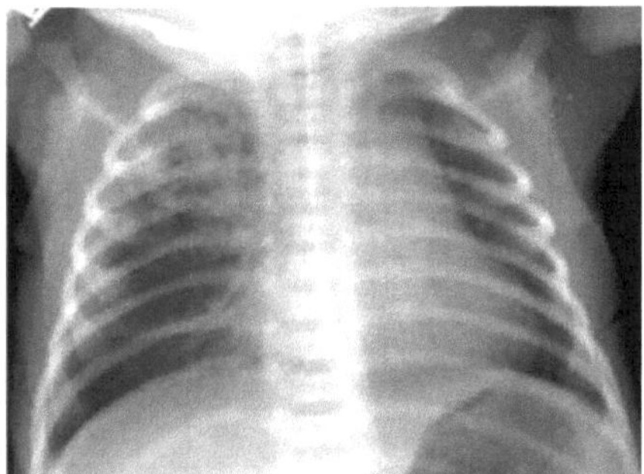

Fig. 9: Radiografia de tórax de um recém-nascido com uma malformação congénita das vias aéreas pulmonares (MCPA) do tipo 2 no lobo superior direito. Cistos grandes estão presentes inferiormente, e cistos menores e mais homogéneos estão presentes superiormente. Cortesia de Christopher M Oermann, MD.

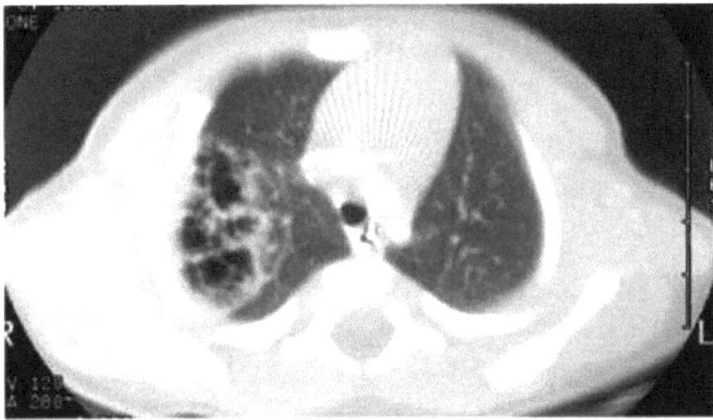

Fig. 10: Tomografia computorizada do tórax de um recém-nascido com malformação congénita das vias aéreas pulmonares (MCPA) do tipo 2. Múltiplos cistos pequenos são demonstrados no ápice do lobo superior direito. Cortesia de Christopher M Oermann, MD.

Em contraste, o CPAM tipo 3 aparece frequentemente como uma massa grande, sólida e homogénea. Existe normalmente um desvio acentuado do conteúdo mediastinal para o lado contralateral com hipoplasia do pulmão ipsilateral devido ao efeito de massa. A presença de pneumotórax, ou quistos bilaterais ou multifocais, sugere fortemente CPAM tipo 4 (**Priest et al., 2009**).

Os exames de TC do tórax correlacionam-se com os achados patológicos. A TC tem uma fraca precisão de diagnóstico para distinguir o PPB de lesões pulmonares císticas benignas (sensibilidade de 58%, especificidade de 83% (**Engwall-Gill et al., 2022**). Como resultado, o envolvimento cirúrgico para diagnóstico e tratamento é importante para qualquer paciente com factores de risco para PPB.

Testes genéticos - Testes genéticos para variantes patogénicas no gene DICER1 para todos os bebés e crianças com CPAM para ajudar a identificar aqueles com maior risco de PPB (Schultz et al., 2018).

VII.PNUEMONIA

Patogénese

Pneumonia de início precoce - definida como ocorrendo dentro de 72 horas de idade. Adquirida da mãe por uma de três vias:

Aspiração intra-uterina de líquido amniótico infetado.

Transmissão transplacentária de organismos da mãe para o feto através da circulação placentária.

Aspiração de líquido amniótico infetado durante ou após o nascimento. O recém-nascido pode aspirar organismos colonizadores vaginais, levando à colonização respiratória e, em alguns casos, à pneumonia.

Patologia

As alterações patológicas variam consoante o tipo de organismo. A pneumonia bacteriana é caracterizada por inflamação da pleura, infiltração ou destruição do tecido broncopulmonar e exsudado leucocitário e fibrinoso nos alvéolos e nos brônquios/bronquíolos. As bactérias são frequentemente observadas nos espaços intersticiais, nos alvéolos e nos brônquios/bronquíolos (**Davies e Aherne, 1962**). Os vírus causam normalmente uma pneumonia intersticial.

Etiologia

Agentes patogénicos bacterianos - O estreptococo do grupo B e a Escherichia coli são responsáveis pela maioria dos casos de pneumonia bacteriana em recém-nascidos (**Hooven e Polin, 2017**). Outros agentes patogénicos bacterianos importantes incluem Klebsiella spp, Staphylococcus aureus, Streptococcus pneumoniae, Streptococcus pyogenes e Chlamydia trachomatis (**Duke, 2005**). Os organismos Gram-negativos (por exemplo, Serratia, Enterobacter, Pseudomonas, Citrobacter) são cada vez mais reconhecidos, particularmente em recém-nascidos pré-termo com pneumonia de início tardio (**Shane e Stoll, 2014**).

Agentes patogénicos virais - A infeção viral do trato respiratório inferior em recém-nascidos pode ocorrer por: transmissão transplacentária, transmissão perinatal ou aquisição pós-natal. Os agentes patogénicos virais importantes no recém-nascido incluem:

Vírus do herpes simplex - A pneumonia por vírus do herpes simplex ocorre em 33 a 54% das infecções disseminadas por vírus do herpes simplex e é geralmente fatal apesar do tratamento (Barker et al., 1990) (Campbell, 1996).

Citomegalovírus (CMV), que pode ser adquirido in utero (ou seja, CMV congénito) ou pós-natal (por exemplo, a partir do leite materno ou transfusão).

Enterovírus e parechovírus, que tendem a causar doença sistémica (quadro semelhante a uma sépsis).

Coronavírus 2 da síndrome respiratória aguda grave (SARS-CoV-2).

Agentes patogénicos fúngicos - A Candida spp e outros agentes patogénicos fúngicos são agentes patogénicos importantes que causam infecções sistémicas em recém-nascidos, particularmente em bebés com peso extremamente baixo à nascença (Narang et al., 1998). A pneumonia neonatal por Aspergillus é rara mas fatal. (Rowen et al., 1995). A infeção por Aspergillus pode ocorrer em grupos, particularmente durante renovações hospitalares (Krasinski et al., 1985).

Outros agentes patogénicos - Ocasionalmente, observa-se pneumonia de início precoce em doentes com toxoplasmose congénita e sífilis (Edell et al., 1993).

Apresentação clínica

Pneumonia de início precoce - apresenta-se com achados que podem incluir:

Dificuldade respiratória, com início no nascimento ou pouco depois

Apneia

Instabilidade da temperatura

Taquicardia e/ou má perfusão, por vezes evoluindo para choque sético

Diagnóstico

A pneumonia neonatal é diagnosticada através de uma combinação de achados clínicos, radiográficos e microbiológicos.

Culturas - Devem ser obtidas culturas do sangue e do líquido cefalorraquidiano.

Testes virais - Se se suspeitar de uma etiologia viral, os testes devem incluir testes de reação em cadeia da polimerase (ou seja, painel viral respiratório) e culturas virais.

Radiografia de tórax - A radiografia de tórax é o principal exame diagnóstico para confirmar o diagnóstico de pneumonia. As opacidades pulmonares bilaterais ou infiltrados focais são os achados caraterísticos (Haney et al., 1984) (Hooven e Polin, 2017) (Liszewski e Lee, 2018) . Ocasionalmente, a radiografia de tórax será normal (por exemplo, se obtida no início do curso) (Cleveland, 1995).

Ecografia pulmonar - Os achados ecográficos caraterísticos da pneumonia em recém-nascidos são áreas hipoecogénicas de consolidação com margens irregulares e broncogramas aéreos (Liu et al., 2014). No entanto, a precisão do diagnóstico varia consideravelmente, dependendo da experiência e dos conhecimentos do operador.

VIII. TEF

A FET ocorre com a atresia esofágica (AE). A EA e a TEF são classificadas pela sua configuração anatómica (Fig. 11). O tipo C, com bolsa esofágica proximal e uma TEF distal, representa 84% dos casos. A fístula do tipo H é observada em aproximadamente 4% dos indivíduos (Taghavi et al., 2021).

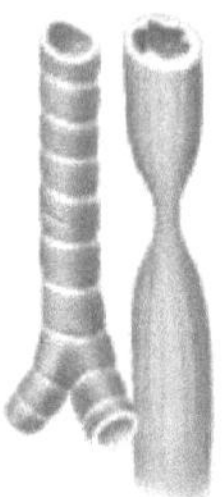

Esophageal atresia with tracheoesophageal fistula (88% of cases)

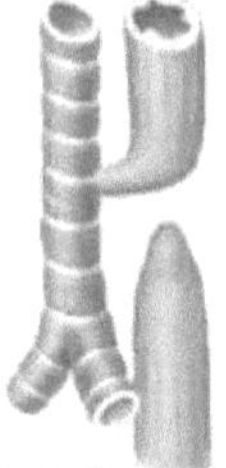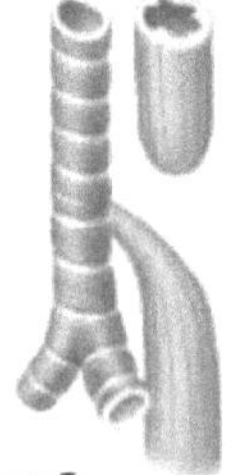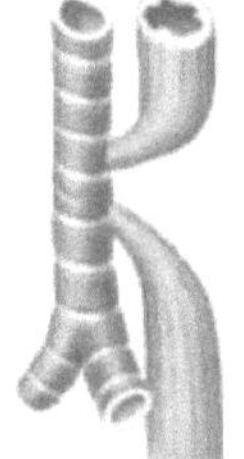

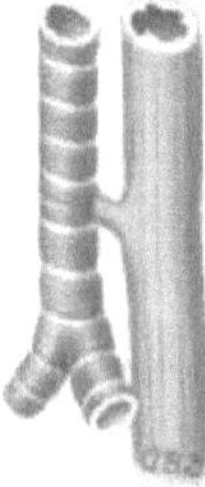

Fig. 11: Tipos de fístula traqueoesofágica classificados de acordo com o esquema desenvolvido por EC Vogt [1] em 1929, modificado por Gross [2] em 1953. Referências: a) Vogt EC. Atresia congénita do esófago. Am J of Roentgenol 1929; 22:463. b) The Surgery of Infancy and Childhood. Gross RE (Ed), WB Saunders, Philadelphia 1953. c) Dados de prevalência de: Clark DC. Esophageal atresia and tracheoesophageal fistula. Am Fam Physician 1999; 59:910.

Pode apresentar-se com a associação VACTERL (defeitos vertebrais, atresia anal, defeitos cardíacos, TEF, anomalias renais e anomalias dos membros), síndrome CHARGE (coloboma, defeitos cardíacos, atresia das cóanas, atraso de crescimento, anomalias genitais e anomalias auriculares) ou com defeitos cardíacos ou geniturinários congénitos (Shaw-Smith, 2006) (Cassina et al., 2016).

Patogénese - A TEF e a EA são produzidas por uma septação lateral anormal do intestino anterior no esófago e na traqueia. Considera-se que o trato da fístula se origina de um ramo do botão pulmonar embrionário que não consegue desenvolver a ramificação devido a interações epiteliais e mesenquimatosas deficientes. (Crisera et al., 2000) (Goyal et al., 2006).

Caraterísticas clínicas - O polihidrâmnio é observado em aproximadamente dois terços das gravidezes em fetos com atrésia esofágica (Pretorius et al., 1987).

Os bebés com EA desenvolvem sintomas imediatamente após o nascimento, incluindo secreções profusas que causam baba, engasgamento, desconforto respiratório e incapacidade de se alimentar.

Uma fístula entre a traqueia e o esófago distal causa distensão gástrica. O refluxo do conteúdo gástrico através da FTE causa pneumonia por aspiração e aumenta a morbilidade (Taghavi et al., 2021).

Diagnóstico: Nos bebés afectados, a sonda orogástrica não pode ser passada para além de cerca de 10 a 15 cm.

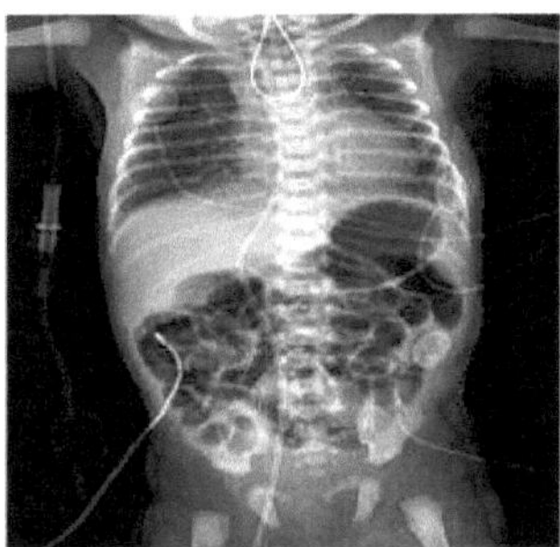

Fig. 12: Atresia do esófago com uma fístula traqueoesofágica no terço distal da traqueia (tipo C).
Cortesia de Christopher Oermann, MD.

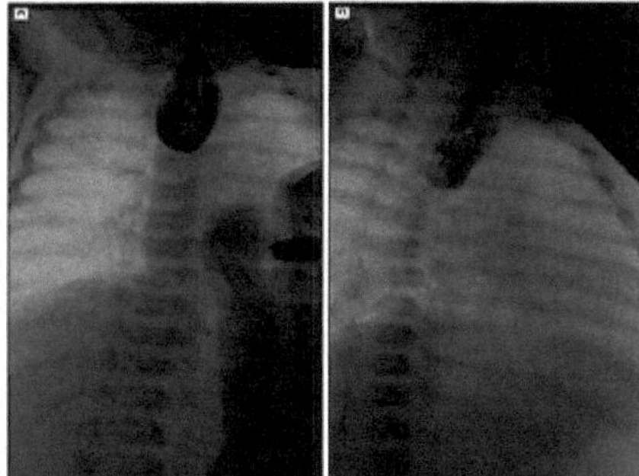

Fig.13: Estudo contrastado num lactente com atrésia esofágica, demonstrando uma bolsa esofágica proximal preenchida com contraste. (A) Vista anteroposterior. (B) Vista lateral.
Cortesia de Christopher Oermann, MD.

Este achado pode ser confirmado com uma radiografia anterior-posterior do tórax que demonstre o cateter enrolado na parte superior da bolsa esofágica (Fig. 12) e, por vezes, podem ser efectuados estudos contrastados (Fig. 13).

TRATAMENTO

I.   ATRESIA DAS COANAS

A colocação de vias aéreas orais e a alimentação por gavagem são efectuadas inicialmente (Myer e Cotton, 1983).

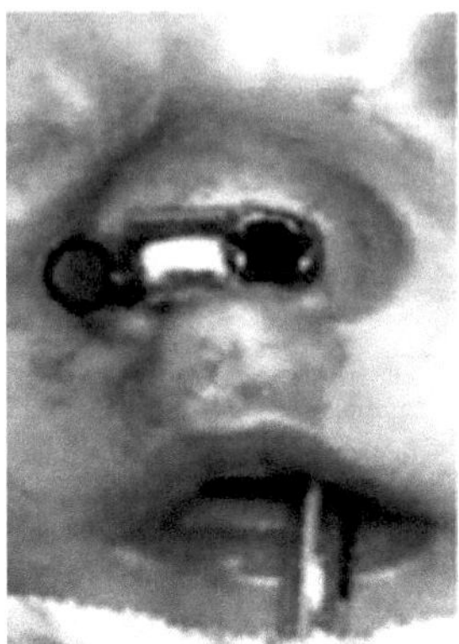

Fig. 14: Implante de stent nasal após correção de atresia coanal transnasal.
Cortesia de Glenn C Isaacson, MD, FAAP, FACS.

O tratamento definitivo é a punção transnasal e a colocação de stent (fig. 14) ou o reparo endoscópico via abordagem transnasal (Friedman et al., 2000) (Cedin et al., 2012).

II. TTN

Nestes doentes, devem ser prestados **cuidados de apoio com** um ambiente térmico neutro e alimentação por sonda orogástrica ou fluidos intravenosos.

Apoio respiratório

O oxigénio suplementar é fornecido através de um capuz ou de uma cânula nasal. Se a FiO2 necessária for superior a 0,4 ou se o bebé tiver um aumento do trabalho respiratório e/ou taquipneia significativa, fornecer pressão positiva contínua nasal nas vias aéreas (nCPAP) para melhorar o trabalho respiratório (Moresco et al., 2020) (Bruschettini et al., 2022).

III. MAS

Cuidados de apoio - Ambiente térmico neutro e manuseamento mínimo do bebé para evitar a agitação, que agrava a hipertensão pulmonar persistente do recém-nascido (HPPN), se presente.

Podem ser utilizadas intervenções adicionais em recém-nascidos gravemente afectados, incluindo surfactante, óxido nítrico inalado (iNO) e oxigenação por membrana extracorporal (ECMO). A ECMO pode salvar vidas (Davis e Shekerdemian, 2001) (Friedlich et al., 2005) (Radhakrishnan et al., 2007). A ECMO fornece suporte cardiopulmonar enquanto se aguarda a resolução do processo de doença pulmonar subjacente sem expor os pulmões a mais VILI.

Suporte respiratório - O suporte respiratório para recém-nascidos com MAS centra-se na manutenção de uma oxigenação e ventilação óptimas. A hipoxemia e a acidose respiratória aumentam a resistência vascular pulmonar e contribuem para o desenvolvimento da HPPN.

Saturação de oxigénio alvo - saturação de oxigénio periférica pré-ductal (SpO2) no intervalo de 95 a 98 por cento (pressão parcial arterial de oxigénio [PaO2] entre 55 e 90 mmHg) (Dargaville, 2012).

Doença ligeira a moderada (suporte não invasivo) - Para os doentes com doença ligeira ou moderada, a oxigenoterapia suplementar pode ser fornecida com um exaustor de oxigénio, uma cânula nasal de baixo fluxo (LFNC), uma cânula nasal de alto fluxo (HFNC) ou CPAP.

Ao fornecer oxigenoterapia, a FiO2 é limitada a <0,5. Se o neonato precisar de FiO2 >0,5 para manter a SpO2 na faixa-alvo, inicie o CPAP (Pandita et al., 2018).

Doença grave (ventilação mecânica) - Apesar da utilização de CPAP, alguns bebés com MAS grave desenvolvem um agravamento da insuficiência respiratória com hipoxemia grave que requer intubação e ventilação mecânica (VM). Para além da VM, os recém-nascidos gravemente afectados justificam geralmente a administração de surfactante exógeno e, se houver HPPN grave associada, iNO.

IV. RDS

Cuidados de apoio - Ambiente termicamente neutro, manutenção da estabilidade hemodinâmica, terapia com cafeína para aumentar o impulso respiratório.

A escolha do suporte respiratório depende do esforço respiratório inicial do bebé (Committee on Fetus and Newborn e American Academy of Pediatrics, 2014) (Aziz et al., 2021) (Sweet et al., 2023).

J Nos bebés com um forte impulso respiratório, é inicialmente fornecida pressão positiva não invasiva para prevenir e reduzir as atelectasias. A pressão positiva contínua nasal nas vias aéreas (nCPAP) e a ventilação com pressão positiva intermitente nasal (NIPPV) são ambas opções razoáveis para o suporte não invasivo.

J Os bebés apneicos ou com um esforço respiratório fraco (respiração ofegante) e/ou uma frequência cardíaca <100 batimentos por minuto devem ser reanimados com ventilação por máscara com saco (BMV). Os bebés que não respondem à VMO requerem entubação e início de ventilação mecânica invasiva.

Surfactante - O surfactante é administrado a todos os doentes entubados e àqueles com hipoxemia persistente após uma tentativa de pressão positiva nas vias aéreas (ou seja, aqueles que necessitam de FiO2 >0,3 a 0,4 em suporte não invasivo para manter a SpO2 >90 por cento) (Ng e Shah, 2021).

V. PPHN

Cuidados gerais de suporte - Oxigénio suplementar, ambiente térmico neutro, suporte hemodinâmico, incluindo fluidos intravenosos, vasopressores e/ou agentes inotrópicos, se necessário, e ventilação mecânica.

Identificar e tratar doenças subjacentes - É importante identificar e tratar quaisquer doenças subjacentes que possam estar a causar ou a contribuir para a HPPN, incluindo:

• Sepsia/pneumonia - Devem ser obtidas hemoculturas e administrados antibióticos empíricos enquanto se aguardam os resultados das culturas, uma vez que a sepsia e a pneumonia são causas comuns de HPPN.

• MAS - Os bebés com MAS grave são normalmente tratados com terapia com surfactante.

• SDR - A terapia com surfactante é apropriada para qualquer bebé em que a SDR seja a causa presumida da HPPN.

• CDH.

VI. Malformação congénita das vias aéreas pulmonares

Gestão pré-natal - A gestão de fetos com malformação congénita das vias aéreas pulmonares (MCPA) diagnosticada no período pré-natal inclui a avaliação de anomalias associadas e exames de ultrassom em série para monitorizar as alterações na MCPA e o desenvolvimento de hidropisia. Os fetos com CPAMs grandes e/ou hidropisia têm um mau prognóstico (Baird et al., 2014). Nesse caso, as opções de tratamento incluem procedimentos de drenagem, corticosteroides pré-natais, parto prematuro ou cirurgia fetal.

Controlo pós-natal - O controlo pós-natal do CPAM depende da presença de dificuldade respiratória ou de ser assintomático.

Doentes sintomáticos - Em doentes sintomáticos, a AM do PC é tratada por ressecção cirúrgica (Shanmugam et al., 2005) (Stanton e Davenport, 2006). A ressecção é frequentemente necessária como lobectomia ou ressecção em cunha (Muller et al., 2012) (Kersten et al., 2023).

Doentes assintomáticos - A observação atenta durante a primeira infância é importante porque alguns bebés são assintomáticos imediatamente após o nascimento, mas depois tornam-se sintomáticos à medida que as lesões pulmonares quísticas se expandem devido à substituição do fluido por ar (Parikh e Rasiah, 2015). Para os bebés e crianças que permanecem completamente assintomáticos, a decisão entre tratamento cirúrgico e observação e o momento ideal para a excisão cirúrgica são controversos (Morini et al., 2018) (Singh e Davenport, 2015) (Stanton, 2015). Para bebés e crianças assintomáticos, o tratamento depende da avaliação inicial, incluindo se a radiografia torácica tem caraterísticas que sugerem um risco acrescido de desenvolvimento de complicações.

Alto risco - Ressecção cirúrgica para bebés e crianças assintomáticos com qualquer uma das seguintes caraterísticas:

- Lesão grande (ocupando >20% do hemitórax)
- Quistos multifocais ou bilaterais
- Pneumotórax
- História familiar da síndrome DICER1 ou doenças associadas ao PPB
- *Variantes* patogénicas *de DICER1*

Nestes doentes, a imagiologia torácica avançada (TC ou RMN) é efectuada imediatamente para confirmação do diagnóstico e avaliação da lesão. Segue-se a ressecção cirúrgica precoce.

Baixo risco - A ressecção cirúrgica electiva ou o tratamento conservador juntamente com a observação são opções para estes doentes (Baird et al., 2014).

VII.PNUEMONIA

Identificar e tratar a causa subjacente, ou seja, agentes patogénicos bacterianos, virais, fúngicos e outros.

Cuidados de apoio - Manutenção de um ambiente térmico neutro, oxigenação e perfusão adequadas.

Tratamento definitivo da pneumonia bacteriana Inicia-se um regime empírico de ampicilina juntamente com gentamicina. No entanto, os padrões locais de suscetibilidade aos antibióticos também devem ser considerados (Muller-Pebody et al., 2011). Uma vez identificado um organismo específico, a terapia é modificada de acordo com o padrão de suscetibilidade.

Pneumonia com cultura positiva - Para bebés com pneumonia comprovada microbiologicamente (ou seja, com base em culturas positivas de aspirados traqueais e/ou hemoculturas positivas em conjunto com evidência clínica de pneumonia), a terapêutica antibiótica deve ser adaptada com base em testes de suscetibilidade do agente patogénico isolado. A duração habitual do tratamento da pneumonia não complicada é de 7 a 10 dias.

VIII. TEF

Separação cirúrgica da traqueia e do esófago através da ligadura da fístula. Com a FTE do tipo H, uma abordagem cervical pode ser usada na maioria dos casos (LaSalle et al., 1979) (Ko et al., 2000).

CAUSAS NÃO PULMONARES DE DIFICULDADE RESPIRATÓRIA

I. DOENÇA CARDÍACA CONGÉNITA

As cardiopatias congénitas (CC) são uma causa frequente de internamento na UCIN, com uma incidência de até 8/1000 nados-vivos (McConnell e Elixson, 2002), e conduzem à morbilidade e mortalidade dos recém-nascidos. As cardiopatias congénitas dividem-se em cardiopatias congénitas acianóticas e cardiopatias congénitas cianóticas (CCC). As CCHD são subdivididas em doenças com:

a. Fluxo sanguíneo normal a aumentado para os pulmões com mistura intracardíaca (completa ou incompleta) e

b. Redução do fluxo sanguíneo pulmonar com shunt intra-cardíaco direita-esquerda

Avaliação clínica: O início dos sintomas varia nas diferentes lesões cardíacas, influenciado pelas alterações que ocorrem na circulação após o nascimento. Muitos achados de doença cardíaca, como hipotensão e hipoxia, podem ocorrer como complicação de várias condições do recém-nascido, tornando o diagnóstico mais difícil, especialmente em bebés prematuros. Alguns sintomas que apontam para uma doença cardíaca incluem: Dificuldade respiratória sob a forma de taquipneia, retracções, dificuldade na alimentação ou no ciclo de sucção, sudação da testa e condições. O aumento de peso é normalmente fraco nestes bebés. Estes sintomas são inespecíficos para doença cardíaca, e na maioria dos recém-nascidos estes sintomas não ocorrem. A cianose é um achado importante da cardiopatia cianótica, mas às vezes não é apreciada nos primeiros dois dias de vida e em recém-nascidos com pigmentação escura. A saturação de oxigénio é útil nestes casos, sendo que a saturação de oxigénio pós-ductal <95% indica a possibilidade de CHD. Os distúrbios respiratórios também podem resultar em cianose central, tornando difícil a distinção entre essas duas condições. O teste de hiperóxia ("Evaluation and Management of the Cyanotic Neonate", 2008) pode ser usado para excluir distúrbios pulmonares e estabelecer um distúrbio cardíaco subjacente. A diminuição do impulso respiratório do SNC devido a doenças como a encefalopatia isquémica hipóxica também pode resultar em cianose devido a hipoxemia.

Tratamento: Estabelecer o diagnóstico precocemente é importante para a adoção de medidas imediatas, como a PGE1, que aumentam as hipóteses de sobrevivência (Yun, 2011).

O diagnóstico é feito com base na suspeita clínica, na radiografia do tórax, no eletrocardiograma e no ecocardiograma.

O tratamento é efectuado de acordo com a patologia cardíaca subjacente. As medidas de apoio incluem oxigénio suplementar, a gestão da insuficiência cardíaca congestiva e o planeamento da cirurgia são as opções de tratamento da doença cardíaca.

II. ASPHYXIA DO NASCIMENTO

A asfixia perinatal é uma causa comum de morbilidade e mortalidade nos recém-nascidos (Golubnitschaja et al., 2011). Afecta principalmente os países em desenvolvimento. Dos bebés nascidos vivos, cerca de 10 % requerem esforços de reanimação e os esforços de reanimação extensos são normalmente necessários apenas em <1% dos recém-nascidos. Após a hipóxia, a lesão neuronal ocorre em duas fases: em primeiro lugar, a fase primária, seguida de um período transitório de recuperação com possíveis intervenções terapêuticas e, em segundo lugar, a fase secundária (Allen e Brandon, 2011). A reperfusão após um período de hipóxia também resulta em lesão de reperfusão devido à geração de radicais livres.

Com a melhoria das medidas de reanimação, a proporção de asfixia que conduz à encefalopatia hipóxico-isquémica tem vindo a diminuir. Ainda assim, 5 a 10/1000 recém-nascidos vivos sofrem de EHI grave e cerca de um quarto deles fica com sequelas neurológicas permanentes.

Manifestações clínicas:

O RCIU no período pré-natal, com aumento da resistência vascular e ausência ou inversão do fluxo diastólico final ao Doppler, é o indicador mais precoce de hipoxia fetal. No período intraparto, a presença de bradicardia fetal e a perda de variabilidade de batimento a batimento ocorrem no cardiotocógrafo fetal. A monitorização cardíaca fetal contínua também mostra desacelerações variáveis ou tardias. Especialmente em bebés de termo, estas são indicações para a suplementação de oxigénio para a mãe, a fim de reduzir a hipoxia fetal, e para a interrupção da gravidez, a fim de reduzir os danos neurológicos e a morte do feto. A coloração com mecónio do líquido amniótico é um indicador de sofrimento fetal. No período pós-natal, o recém-nascido afetado está deprimido, com um tónus fraco, choro ausente ou fraco e ausência de esforços respiratórios. Nas primeiras horas, esta hipotonia continua, mudando posteriormente para hipertonia ou tónus normal. Palidez, cianose, apneia, bradicardia e falta de resposta a estímulos também são sinais de EHI. O edema cerebral ocorre nas 24 horas seguintes, levando a uma depressão grave do sistema nervoso central. Isto resulta em convulsões, que podem ser difíceis de controlar com os anticonvulsivantes convencionais. Embora a encefalopatia associada à hipoxia seja a principal razão para as convulsões nestes bebés, a hipoglicemia, a hipocalcemia e a infeção também devem ser consideradas. Para além do sistema nervoso central, a hipóxia também provoca lesões hipóxicas noutros órgãos vitais, resultando em disfunção multiorgânica. O rim é o órgão mais frequentemente envolvido, resultando em lesão renal aguda, seguido de insuficiência cardíaca e choque cardiogénico, hipertensão pulmonar persistente e perfuração gastrointestinal.

Diagnóstico: A imagiologia e a eletroencefalografia são os principais exames. A RM é preferível à TC para delinear a extensão da lesão (Chao et al., 2006). A eletroencefalografia de amplitude integrada (aEEG) é útil para prever o resultado a longo prazo (van Laerhoven et al., 2013). Este procedimento fornece dados úteis no período da janela terapêutica, pelo que é útil para orientar a terapia e o prognóstico.

Tratamento: A hipotermia terapêutica de corpo inteiro (sistémica) ou cerebral selectiva reduz a mortalidade ou o comprometimento importante do desenvolvimento neurológico em bebés de termo e de termo próximo com EHI (Cotten e Shankaran, 2010). A hipotermia sistémica pode resultar num arrefecimento mais uniforme do cérebro e das estruturas mais profundas do SNC, reduzindo assim os danos neurológicos. Mas está associada a várias complicações. A fenobarbitona é o antiepilético de primeira linha para as convulsões. A fenitoína ou o lorazepam são utilizados nas crises refractárias. O status epilepticus, convulsões multifocais e múltiplas medicações anticonvulsivantes durante a hipotermia terapêutica, está associado a um mau prognóstico. É importante gerir a disfunção multiorgânica associada a esta situação. A hipertermia leva a um resultado neurológico adverso, pelo que deve ser evitada. Outras medidas de suporte, como ventilação adequada, PA e pH, também devem ser asseguradas. A utilização de antibióticos para controlar as infecções também é necessária.

Prognóstico: O resultado da EHI varia desde a recuperação completa nos casos mais ligeiros até aos danos neurológicos graves e à morte nos casos graves. Os resultados de exames como a ressonância magnética e o EEG também são úteis para prever o prognóstico. Todos os sobreviventes de HIE moderado a grave devem ser acompanhados para detetar problemas de neurodesenvolvimento.

III. POLICITEMIA

A policitemia neonatal é caracterizada por um hematócrito venoso (HCT) que excede em muito os valores normais para a idade gestacional e pós-natal. Esta doença afecta aproximadamente 1 a 5 por cento dos recém-nascidos (Wiswell et al., 1986). Embora muitos bebés afectados sejam assintomáticos, pensa-se que os aspectos clínicos caraterísticos resultam da hiperviscosidade ou dos efeitos metabólicos de um aumento da massa de glóbulos vermelhos.

As causas da policitemia são multifactoriais, mas devem-se a dois mecanismos principais: passivo (transfusão de eritrócitos) e ativo (aumento da eritropoiese intra-uterina) (Rawlings et al., 1982).

A maioria dos recém-nascidos afectados é assintomática. Entre os recém-nascidos sintomáticos, os sintomas e sinais gastrointestinais são geralmente comuns (má alimentação ou vómitos) (Hem e Lathrop, 1987) e os sinais cardiorrespiratórios, como a cianose e a taquicardia, são pouco frequentes, com uma ocorrência relatada de <15% em estudos prospectivos. Os sintomas respiratórios, incluindo taquipneia, desenvolvem-se em menos de 5% dos doentes (Black et al., 1985).

Diagnóstico O HCT deve ser medido em bebés que apresentem sinais ou sintomas que possam ser devidos a policitemia (cianose, taquipneia, má alimentação, vómitos). O HCT é frequentemente medido pela primeira vez numa amostra de sangue capilar, normalmente retirada de um calcanhar aquecido. Se o HCT capilar for <65%, não são necessários mais testes. Se o HCT capilar for >65%, a análise deve ser repetida numa amostra de sangue venoso periférico. O diagnóstico de policitemia é confirmado se o HCT venoso for >65%. Os níveis de glicose e bilirrubina no sangue dos bebés com policitemia confirmada devem ser medidos, uma vez que a hipoglicemia e a hiperbilirrubinemia estão normalmente associadas à policitemia (Bada et al., 1992).

Tratamento em doentes assintomáticos - apenas cuidados de suporte em vez de transfusão de troca parcial (PET). O HCT venoso deve ser repetido em 12 a 24 horas, enquanto se monitoriza de perto o desenvolvimento de sintomas.

Tratamento dos doentes sintomáticos - Para a maioria dos bebés com policitemia sintomática, são necessários cuidados de suporte (incluindo hidratação intravenosa [IV] com dextrose), monitorização atenta do débito urinário e avaliação de outras razões possíveis para os sintomas. A PET é um tratamento alternativo razoável com base em dados limitados sobre os efeitos benéficos a curto prazo (Sarkar e Rosenkrantz, 2008).

Tabela I: Estudos Anteriores sobre Prevalência, Causas, Factores de Risco e Resultados da Angústia Respiratória em Recém-Nascidos

S.n.	Título	Autor	Citação	Tipo de estudo	Ano	Tamanho da amostra	Resultado
1.	Tendências globais, regionais e nacionais na incidência da insuficiência respiratória neonatal e aspectos essenciais do seu diagnóstico e tratamento gestão de 1992 a 2022: uma análise do âmbito	Joel Noutakdie Tochie, Aurelie T Sibetcheu, Pascal Ebot Arrey-Ebot	(Tochie et al., 2024)	Revisão	2024	237 documentos de investigação	A insuficiência respiratória neonatal (IRN) é uma emergência que não tem sido objeto de uma análise exaustiva. Sintetizámos criticamente a prevalência intra-hospitalar contemporânea, a taxa de mortalidade, os preditores, as etiologias, o diagnóstico e a gestão da NRF para melhor formular medidas para reduzir o seu fardo. Pesquisámos publicações relevantes na MEDLINE e no Google Scholar de 01/01/1992 a 31/12/2022. Identificámos 237 artigos de 58 países de elevado rendimento e países de baixo e médio rendimento (LMICs). A prevalência da NRF variou de 0,64 a 88,4%, com alguma heterogeneidade. A prevalência foi mais elevada em África, no Médio Oriente e na Ásia. A nível mundial, bem como na Ásia e nas Américas, a síndrome do desconforto respiratório (SDR) foi a principal etiologia da NRF. A septicemia neonatal foi a primeira etiologia em África, enquanto na

Europa e no Médio Oriente foi a taquipneia transitória do recém-nascido. Os preditores independentes de FNR foram a prematuridade, o género masculino, a etnia, o baixo/alto peso à nascença, a idade materna jovem/avançada, a primiparidade/multiparidade, o tabagismo materno tabagismo materno,

S.n.	Título	Autor	Citação	Tipo de estudo	Ano	Tamanho da amostra	Resultado
							diabetes pré-gestacional/gestacional mellitus, doenças infecciosas , hemorragia anteparto, distúrbios hipertensivos gestacionais , múltiplos gravidez, parto por cesariana, medicamentos pré-natais, sofrimento fetal, pontuação de APGAR, líquido amniótico com manchas de mecónio e mau acompanhamento da gravidez. A taxa de mortalidade hospitalar relacionada com a NRF foi de 0,21-57,3%, sendo mais elevada em África, na Ásia e no Médio Oriente. Este número de mortes deveu-se principalmente à SDR a nível mundial e em todas as regiões. A avaliação clínica utilizando a pontuação Silverman-Anderson foi amplamente utilizada e fiável. A reanimação

S.n.	Título	Autor	Citação	Tipo de estudo	Ano	Tamanho da amostra	Resultado
							inicial seguida de tratamento específico foi a prática clínica comum.
2.	Prevalência e Resultado de Dificuldade respiratória em recém-nascidos - um centro de cuidados terciários Experiência hospitalar	Dr. Jnanindra Nath Behera, Dr. Goutam V, Dr. Deepak Kumar Khamari	(Behera, Goutam e Khamari, 2020)	Estudo observacional prospetivo	2020	417	Dos 417 casos incluídos no estudo, com um rácio entre homens e mulheres de 1,66:1, a prevalência de dificuldade respiratória foi de 13,81%. 55,2% dos recém-nascidos eram de gestação de termo e 40% eram pré-termo. A causa mais comum de dificuldade respiratória foi a EHI 11:147 (35,3%), seguida da SDR:135 (32,4%), da sépsis: 68 (16,3%), da EHI 111:36 (8,6%), da EAM:16 (3,8%) e da EHI 1:15 (3,6%).281 (67,4%) tiveram alta, tendo ocorrido morte em 113 (27,1%) casos, enquanto 12 (2,9%) deles foram encaminhados para um centro superior e 11 (2,6%) casos foram para LAMA. Dos 113 óbitos, 40 (35,4%) foram pré-termo, 32 (28,3%) foram HIE III, 21 (18,5%) foram HIE II e 20 (17,8%) foram sepse.
3.	Perfil clínico e resultados de dificuldade respiratória em recém-nascidos admitidos num centro de saúde terciário rural de	VinayakY. Kshirsagar, Ashok Y. Kshirsagar, Raj sinh V. Mohite	(Kshirsagar et al., 2019)	Estudo observacional	2019	100	Verificou-se que, no máximo, 90% dos casos de sofrimento eram de origem respiratória e que 27% dos recém-nascidos apresentavam uma gravidade elevada do sofrimento. A proporção de angústia respiratória foi mais elevada, 51%,

S.n.	Título	Autor	Citação	Tipo de estudo	Ano	Tamanho da amostra	Resultado
	Maharashtra, Índia						no sexo masculino e foi registada uma pontuação APGAR baixa em 14% dos casos. Entre a etiologia respiratória da angústia respiratória, a proporção mais elevada foi de TTNB (35,55%). Os factores maternos e os novos factores de risco, como a idade materna >30 anos (32%), a idade gestacional 28-30 semanas (87,5%), as mães grávidas 2 e 3 (35%), o sexo feminino (32,6%) e o baixo peso à nascença (70%), desenvolveram, respetivamente, uma grave perturbação. A taxa de recuperação da angústia respiratória devida a etiologia respiratória foi de 88,8%.
4.	Espectro de Dificuldade respiratória em recém-nascidos: Um Estudo de um	Biplob Kumar Raha, Md Julfikkar Alam Mohammad Abdul Quddus Bhuiyan	(Raha et al., 2020)	Estudo descritivo de corte transversal	2021	287	Todos os recém-nascidos (n= 287), nascidos neste hospital durante o período de 12 meses, foram observados quanto a dificuldades respiratórias. A prevalência global de dificuldade respiratória foi de 19,2%. A prevalência foi de 10,8% nos

S.n.	Título	Autor	Citação	Tipo de estudo	Ano	Tamanho da amostra	Resultado
	Cuidados terciários Hospital Militar						termo, 7,3% em pré-termo e 1,1% em pós-termo. Houve predomínio do sexo masculino (54,5%) e dois terços (71,1%) nasceram de cesariana. A taquipneia transitória do recém-

S.n	Título	Autor	Citação	Tipo de	Ano	Tamanho	Resultado
							nascido foi a causa mais comum de dificuldade respiratória (47,3%), seguida da síndrome de dificuldade respiratória (29,1%), da asfixia perinatal (10,9%), da pneumonia congénita (3,6%), da cardiopatia congénita (3,6%), da septicemia (3,6%) e da síndrome de aspiração de mecónio (MAS) (1,9%). Todos os bebés necessitaram inicialmente de oxigénio de alto fluxo, tendo posteriormente sido necessário CPAP de bolha e ventilação mecânica em 8 (14,5%) e 1 (1,8%) casos, respetivamente. A mortalidade foi de 1,8% nos recém-nascidos com síndrome de dificuldade respiratória com pneumotórax e septicemia que necessitaram de ventilação mecânica.
5.	Cenário Neonatal Dificuldade respiratória num hospital terciário	Prashant Rijal, Mandira Shrestha	(Rijalan d Shrestha, 2018)	Estudo transversal	2018	317	Um total de 317 (13,4%) recém-nascidos foram admitidos na Unidade de Cuidados Intensivos Neonatais durante o período do estudo. 109 recém-nascidos desenvolveram dificuldades respiratórias, o que corresponde a 34,3% de todos os internamentos na Unidade de Cuidados Intensivos Neonatais. A incidência de dificuldade respiratória neonatal foi de 4,6%. As causas mais comuns de dificuldade respiratória no nosso estudo foram a aspiração de mecónio

				estudo		da amostra	
							A síndrome do recém-nascido em 21,1%, a septicemia em 16,5%, a taquipneia transitória do recém-nascido em 15,5%, a pneumonia em 14,6%, a asfixia ao nascer e a doença das membranas hialinas estavam presentes em 11,9% dos recém-nascidos cada. A cesariana foi o fator predisponente mais comum associado ao desenvolvimento de taquipneia transitória do recém-nascido em 82,3% dos recém-nascidos (p=.001). A taxa de mortalidade global devido a dificuldades respiratórias foi de 12,8%.
6.	Frequência, causas e resultados dos recém-nascidos com com problemas respiratórios internados na Unidade de Cuidados Intensivos Neonatais, Instituto Nacional de Saúde Infantil , Carachi	Arit Parkash, Nighat Haider, Zubair Ahmed Khoso	(Parkash et al., 2015)	Estudo descritivo transversal	2015	205	Dos 205 recém-nascidos do estudo, 120 (58,6%) eram rapazes e 85 (41,4%) eram raparigas. A idade média global foi de 70,58±110,02 horas e a idade gestacional média foi de 36,32±2,72 semanas, enquanto o peso médio foi de 2,41±2,4 kg. A frequência respiratória >60/min foi encontrada em todos (100%) os recém-nascidos. Em termos de sinais e sintomas, 125 (60,9%) apresentavam grunhidos, 205 (100%) tinham retracções subcostais e alargamento nasal e 81 (40%) tinham cianose. As etiologias observadas foram asfixia congénita,

S.n.	Título	Autor	Citação	Tipo de estudo	Ano	Tamanho da amostra	Resultado
							sépsis, taquipneia transitória do recém-nascido, pneumonia, síndrome de aspiração de mecónio e síndrome de dificuldade respiratória em 22(10,75%), 37(18,05%), 29(14,1%), 36(17,6%), 34(16,7%) e 47(23,0%) recém-nascidos respetivamente. A incidência de recém-nascidos com dificuldade respiratória foi de 68 (33,3%).
7.	Perfil clínico dos neonatos com Dificuldade respiratória num hospital de cuidados terciários	Anita Lamichhane, Kiran Panthee, Sharmila Gurung	(Lamichhane et al., 2019)	Estudo descritivo de corte transversal	2019	113	A apresentação mais comum de dificuldade respiratória foi a taquipneia, 77 (69,36%). Dos 1694 partos vivos ocorridos durante o período do estudo, 360 (21,25%) neonatos foram admitidos na UCI neonatal. Destes, 168 (46,6%) bebés que cumpriam os critérios de inclusão e exclusão foram incluídos no estudo. As mães de cinquenta e sete bebés não deram o seu consentimento para o estudo. Assim, 111 (30,83%) casos que cumpriam os critérios de inclusão e exclusão foram incluídos no estudo, dando uma prevalência de 6,55% no total de partos vivos. O peso médio dos bebés foi de 2,25±0,63 kg. A angústia respiratória foi

36

S.n.	Título	Autor	Citação	Tipo de estudo	Ano	Tamanho da amostra	Resultado
							comum (61,26%) nos bebés com baixo peso à nascença (<2,5Kg). O perfil demográfico dos bebés é apresentado. A pontuação de Anderson Silverman mostrou que havia 24 (21,62%) neonatos na categoria leve, 75 (67,57%) na categoria moderada, enquanto a categoria grave tinha 12 (10,82%) neonatos. A taxa de sobrevivência foi de 106 (95,50%), enquanto a mortalidade foi de 05 (4,50%).
8.	Dificuldades respiratórias neonatais numa unidade neonatal de referência nos Camarões: uma análise da prevalência, dos factores de previsão, das etiologias e da resultados	Joel Noutakdie Tochie, Simeon-Pierre Choukem, Regina Ndasi Langmia	(Tochie et al., 2016)	Estudo observacional retrospetivo	2016	703	A prevalência de dificuldade respiratória neonatal foi de 47,5% dos 703 recém-nascidos estudados. O sofrimento fetal agudo, o parto por cesariana electiva, a pontuação de APGAR < 7 no minuto 1, a prematuridade, o sexo masculino e a macrossomia foram preditores independentes de SDN. As principais etiologias foram as infecções neonatais (31%) e a taquipneia transitória do recém-nascido (25%). A taxa de mortalidade neonatal foi de 24,5%, principalmente associada à sépsis neonatal e à doença da membrana hialina.
9.	Factores de risco respiratórios	Khaled A Abdel Baseer, Mostafa Mohamed, Eman	(Baseer et al., 2020)	Estudo observacional	2020	145	Neste período, 312 recém-nascidos foram admitidos na unidade de

S.n.	Título	Autor	Citação	Tipo de estudo	Ano	Tamanho da amostra	Resultado
	DoençasEntre Neonatosem Unidade de Cuidados Intensivos Neonatais do Hospital Universitário de Qena, Egito	A Abd-Elmawgood		prospetivo			cuidados intensivos neonatais, dos quais 145 sofriam de doenças respiratórias, com uma prevalência de (46,5%), e (55,9%) eram do sexo masculino. A idade neonatal média à admissão foi de 4,33 ± 7,19 dias e a idade gestacional média foi de 34,49 ± 3,31 semanas. As doenças respiratórias mais frequentemente detectadas foram a síndrome de dificuldade respiratória (SDR; 49,6%), a taquipneia transitória do recém-nascido (TTN; 22%), a pneumonia neonatal (17,2%) e a síndrome de aspiração de mecónio (SAM; 6,21%). A rutura prematura de membranas (RPM), a diabetes materna e a prematuridade fetal foram os factores de risco mais elevados para ocorrência de doenças respiratórias em neonatos. A taxa de mortalidade neonatal foi de 26,2%, principalmente devido à doença da membrana hialina e à pneumonia.
10.	Avaliação de Morbidades e Complicações dos doentes com	Erbu Yarci, Fuat E Canpolat	(Yarci e Canpolat, 2022)	Estudo observacional retrospetivo	2022	903	ealizaram-se 8.474 nascidos vivos entre 1 de janeiro de 2013 e 30 de junho de 2013 no nosso hospital. Um total de 1.367 recém-nascidos

S.n.	Título	Autor	Citação	Tipo de estudo	Ano	Tamanho da amostra	Resultado
	perturbações respiratórias na unidade de cuidados intensivos neonatais Diferentes idades gestacionais						foram hospitalizados e a oxigenoterapia foi aplicada em 903 deles devido a problemas respiratórios. Um distúrbio respiratório agudo foi encontrado em 10,6% (903/8.474) entre todos os nascidos vivos. A mortalidade foi de 0,76% (66/8.474). A incidência de síndrome do desconforto respiratório foi de 2,8% ($n = 242$). A ocorrência de taquipnéia transitória do recém-nascido foi de 3,1% ($n = 270$). Aspiração de mecónio As taxas de síndrome de Koch, pneumonia, hérnia diafragmática congénita, desadaptação pulmonar e hipertensão pulmonar persistente primária foram de 0,1, 0,7, 2,2 e 0%, respetivamente. No total, 553 (61%) dos 903 recém-nascidos com doenças respiratórias apresentaram complicações. A ocorrência de enterocolite necrosante, persistência do canal arterial, displasia broncopulmonar , hemorragia intraventricular e fuga de ar
							foi de 6,8, 19,8, 4,7, 24,9 e 5%, respetivamente.
11.	Perfil clinico-	ManasRanj	(Sahoo et	Estudo	2015	100	Dos 100 recém-

	etiológico e avaliação do risco de recém-nascido com dificuldade respiratória num centro de cuidados terciários no sul da Índia	an Sahoo, Arigela Vasundhara, Majeti Srinivasa Rao	al., 2015)	observacional prospetivo			nascidos admitidos com dificuldade respiratória, 90% eram de origem respiratória. A causa mais comum foi o TTNB (32%), mas a maior contribuição para o sofrimento grave foi a HMD (44,82% do sofrimento grave). Conclusões: A taquipneia transitória do recém-nascido é a causa mais comum entre os recém-nascidos com dificuldade respiratória. A maioria dos recém-nascidos desenvolve sofrimento grave imediatamente após o nascimento. Os recém-nascidos com idade gestacional entre 28-30 semanas são mais propensos a desenvolver dificuldade respiratória grave. Os recém-nascidos com um peso inferior a 1,5 kg são mais susceptíveis de desenvolver dificuldades respiratórias graves. Os recém-nascidos com uma pontuação de APGAR de um minuto <7 são mais propensos a desenvolver dificuldades graves.
12.	Gestão do sofrimento respiratório em bebés pré-termo moderados e tardios: O estudo NEOBS	T. Debillon, P. Toumeux, I. Guellec	(Debillon et al., 2021)	estudo prospetivo, multicêntrico e observacional	2021	560	Dos 560 bebés analisados, 279 pertenciam ao grupo 1 e 281 ao grupo 2. A maioria das gestações foi única (64,1%) e 67,4% das mulheres receberam corticosteróides pré-

S.n.	Título	Autor	Citação	Tipo de estudo	Ano	Tamanho da amostra	Resultado
							natais (maioritariamente duas doses). Os bebés nasceram por cesariana em 59,6% dos casos; 91,7% dos bebés tiveram um índice de Apgar > 7 aos 5 minutos. Mais de
							90% dos bebés foram hospitalizados após o nascimento (duração média de 36 e 15 dias para os grupos 1 e 2, respetivamente). A intervenção médica foi necessária para 95,7% e 90,4% dos bebés do grupo 1 e do grupo 2, respetivamente, e incluiu ventilação não invasiva (pressão positiva contínua nas vias aéreas [CPAP]: 88,5% e 82,9%; cânula nasal de alto fluxo: 55,0% e 44,7%, ou outra) e ventilação invasiva (19,7% e 13,2%). Os dois principais diagnósticos de FR foram o stress respiratório (39,8%) e transitória taquipneia do recém-nascido (57,3%). O surfactante foi administrado a 22,5% dos bebés, utilizando o método de administração de surfactante menos invasivo (LISA) em 34,4% dos doentes. Na população em geral, 8,6% dos bebés apresentavam

| | | | | | | e/ou complicações hemodinâmicas. |

42

4 MATERIAIS E MÉTODOS

O presente estudo foi realizado na secção neonatal do Departamento de Pediatria, Jawahar Lal Nehru Medical College and Hospital, A.M.U., Aligarh.

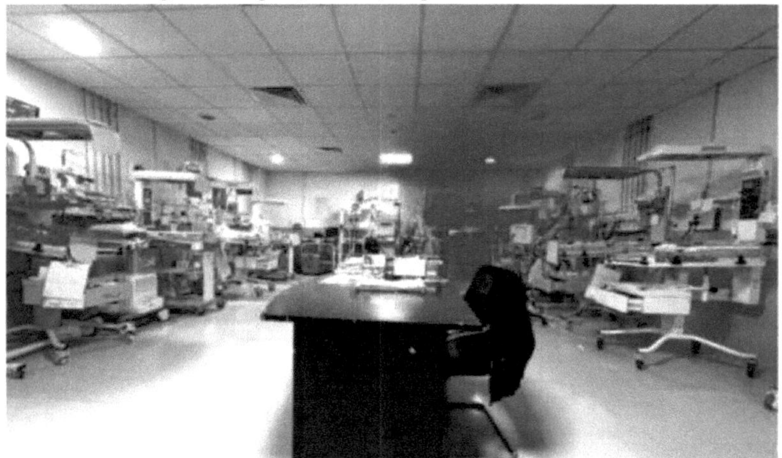

Fig. 15: Unidade de Cuidados Intensivos Neonatais, JNMCH, AMU, Aligarh

1) Desenho do estudo - Estudo observacional prospetivo,
2) Duração do estudo - O estudo foi realizado de julho de 2022 a julho de 2024
3) População do estudo - Todos os recém-nascidos admitidos na unidade neonatal deste hospital com dificuldade respiratória logo após o nascimento durante o período do estudo, após obtenção do consentimento dos pais.
4) Dimensão da amostra - Calculada através da fórmula

$$n = 4\,\frac{pq}{d^2}$$

Em que,
4 indica que o investigador adoptou um limite de confiança de 95%, p é a proporção da amostra, ou seja, a prevalência estimada de dificuldades respiratórias nos recém-nascidos. A proporção de dificuldade respiratória não foi superior a 12 %, de acordo com os dados disponíveis (P Rijal *et al.*, 2018) (A Lamichhane *et al.*,2019) (E Yarci *et al.*, 2020) q é (100 - p) se em percentagem ou (1 - p) se em decimal,
d é o erro relativo admissível, 5% expresso em decimais.

Por conseguinte, a dimensão estimada da amostra é de 169, utilizando a fórmula acima referida, com um limite de confiança de 95% e um erro relativo permitido de 5%. Depois de adicionar 10% de taxa de atrito, a dimensão da amostra passou a ser 186, pelo que considerámos 200 recém-nascidos como dimensão da amostra.

5) Critérios de inclusão - Todos os bebés nascidos no Jawaharlal Nehru Medical College and Hospital e admitidos com dificuldade respiratória nas 6 horas seguintes ao nascimento na unidade neonatal com o consentimento obtido dos pais.
6) Critérios de exclusão
i) recém-nascidos cujos pais não deram o seu consentimento,
ii) bebés encaminhados do nosso para outros hospitais por qualquer motivo,

iii) recém-nascidos que apresentaram sintomas no início 6 horas após o nascimento.

7) Aprovação ética - O estudo foi aprovado pelo Comité de Ética Institucional do J.N.M.C.H., A.M.U., Aligarh (Anexo 4). A natureza, o objetivo e os resultados esperados do estudo foram explicados a todos os pais e foi obtido um consentimento informado por escrito (Anexos 1 e 2).

8) Metodologia - Foram inscritos 200 recém-nascidos que satisfaziam os critérios acima referidos. Foi recolhida a história clínica relevante e o exame foi efectuado com base num formulário clínico previamente concebido (Anexo 3).

9) Análise estatística - Os dados recolhidos foram codificados e introduzidos no Microsoft Excel para elaborar uma folha de cálculo. A versão 25 do SPSS foi utilizada para a análise dos dados. A angústia respiratória devida à SDR e a etiologias não relacionadas com a SDR serão agrupadas e estudadas. O teste exato de Fisher foi utilizado para avaliar a associação entre duas variáveis categóricas. O valor de p < 0,05 foi considerado significativo. As sínteses gráficas dos dados foram feitas usando diagramas de barras e gráficos de pizza.

10) Antropometria - A antropometria é o estudo das medidas do corpo humano. A antropometria pode estar relacionada com a idade da criança ou ser independente desta.

Peso - O peso do bebé foi medido por uma balança digital Phoenix Baby (Fig.16) (modelo NBY-30). Esta máquina mede o peso entre 30 kg e 200 g com uma exatidão de 10 gramas. O tamanho do intestino deste modelo era de 550 X 300 mm.

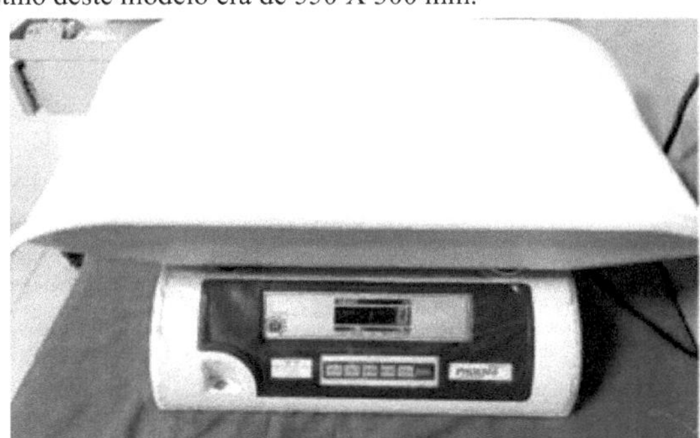

Fig. 16: Balança digital Phoenix para bebés

Circunferência da cabeça - A circunferência da cabeça foi medida com uma fita métrica não extensível, desde o occipital até à região supraorbital (Fig. 17), com uma precisão de 0,1 cm.

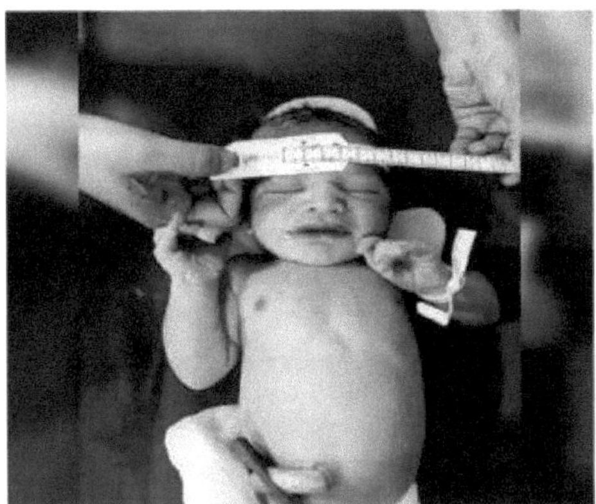

Fig. 17: Medição do perímetro cefálico

Circunferência do tórax - Medida ao nível dos mamilos em plena inspiração. Também pode ser medido ao nível do xifisterno, uma vez que a posição dos mamilos varia (Fig. 18), utilizando uma fita métrica não extensível, na posição deitada.

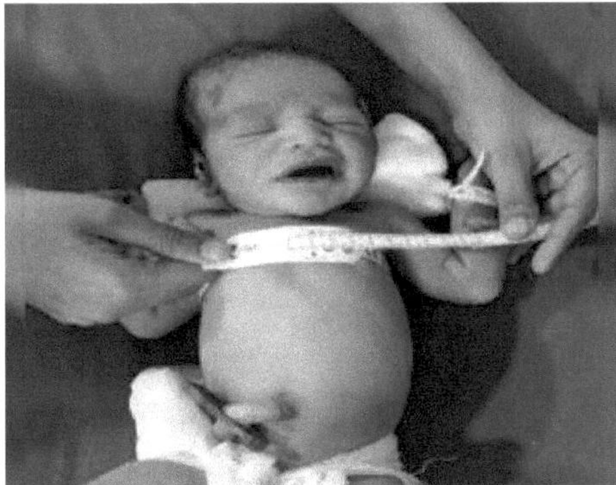

Fig. 18: Medição do perímetro torácico

Comprimento - O lactente foi colocado em decúbito dorsal no infantómetro (Fig. 19), com o vértice ou o topo da cabeça a tocar confortavelmente na prancha vertical fixa, de modo a que o meato auditivo externo e as margens inferiores das órbitas ficassem alinhados perpendicularmente à mesa. As pernas foram estendidas, pressionando os joelhos, e os pés mantidos na vertical a 90°. A prancha móvel do pedal do infantómetro foi colocada confortavelmente contra as plantas dos pés e o comprimento foi lido a partir da escala com uma aproximação de 0,1 cm. Na prática, é difícil estender ambas as pernas, mas é conveniente e satisfatório estender apenas uma perna para registar o comprimento.

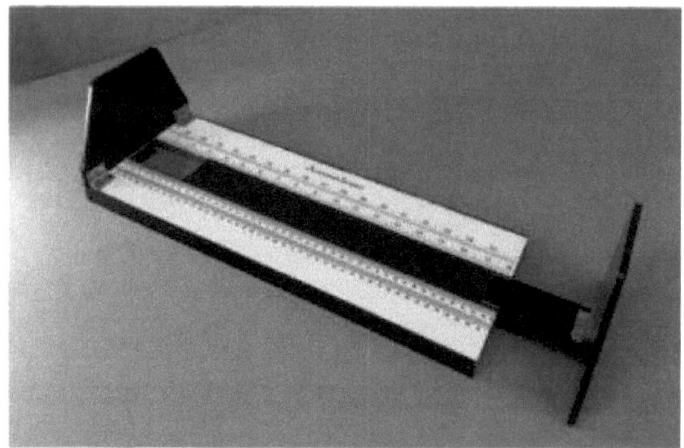

Fig. 19: Infantómetro

11) **Pontuação de APGAR** - A pontuação de Apgar foi utilizada para descrever o estado do recém-nascido logo após o nascimento e também o resultado imediato da reanimação, se necessário. A pontuação avalia cinco variáveis, sendo atribuído a cada uma delas um valor de 0, 1 ou 2. As seguintes variáveis são utilizadas na pontuação de Apgar: frequência cardíaca, cor, esforço respiratório, irritabilidade reflexa, tónus muscular (Fig.20).

O índice de Apgar foi calculado um e cinco minutos após o nascimento.

| | | | | Pontuação de Apgaridade | | | | gestacional semanas |
Sinal	0	1	Γ	1 minuto	5 minutos	10 minutos	15 minutos	20 minutos
Cor	Azul ou pálido	Acrocianótico	Completamente Pint					
Frequência cardiaca	Ausente	<100 minutos	>100 minutos					
Notabilidade do reflexo	Sem resposta	Grimace	Choro ou retirada ativa					
Tónus muscular	Limpo	Alguma flexão	Movimento ativo					
Respiração	AlJHHiiI	Choro fraco; Hipoventilação	Bom choro					
Total								

Fig. 20: APGAR SCORE ("Committee Opinion No. 644," 2015)

Os bebés com pontuações de Apgar aos cinco minutos <6 requerem uma avaliação mais aprofundada e uma possível intervenção. Aproximadamente 1% dos recém-nascidos necessitam de reanimação à nascença. O índice de Apgar não deve ser utilizado como ferramenta de prognóstico. Embora estudos tenham constatado que pontuações de Apgar mais baixas estão relacionadas com maior mortalidade ou morbilidade neonatal (Razaz et al., 2019), a pontuação de Apgar não prevê com precisão os resultados em pacientes individuais (AMERICAN ACADEMY OF PEDIATRICS COMMITTEE ON FETUS AND NEWBORN e AMERICAN COLLEGE OF OBSTETRICIANS AND GYNECOLOGISTS COMMITTEE ON OBSTETRIC PRACTICE, 2015).

Silverman Andersen Respiratory Severity Score (RSS) - Cinco parâmetros do trabalho de respiração são utilizados nesta pontuação. Foi atribuída uma pontuação de "10" a um doente com dificuldade respiratória grave e de "0" a um doente que respirava confortavelmente (Fig. 21). Quanto maior for a pontuação, maior é o trabalho respiratório e maior é a necessidade de suporte respiratório.

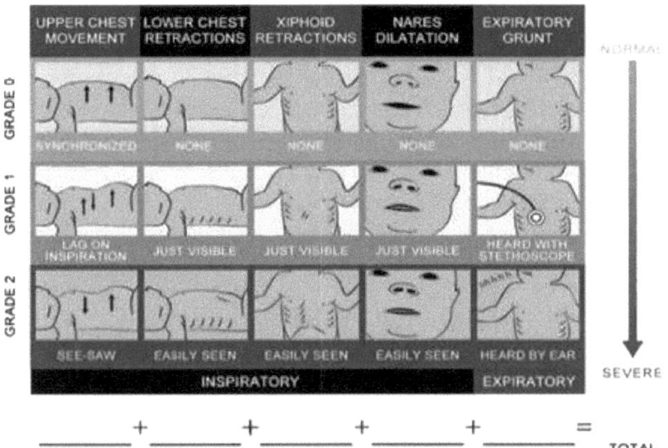

Fig. 21: Escore de Silverman Andersen. Silverman WA, Andersen DH. A controlled clinical trial of effects of water mist on obstructive respiratory signs, death rate and necropsy findings among premature infants. Pediatrics 1956;17(1): 1-10.

A pontuação Silverman Andersen pode ser valiosa para prever a necessidade de escalonamento do suporte respiratório e facilitar a tomada de decisões para transferência em ambientes com poucos recursos (Hedstrom et al., 2018).

Pontuação de Downes - O sistema de pontuação de Downes é utilizado para recém-nascidos de termo. Uma pontuação total de 0 sugere ausência de sofrimento, uma pontuação de 1-4 de DR ligeira, uma pontuação de 5-7 de DR moderada e uma pontuação de >7 de sofrimento grave ou insuficiência respiratória iminente (Fig.22) (Rusmawati et al., 2016).

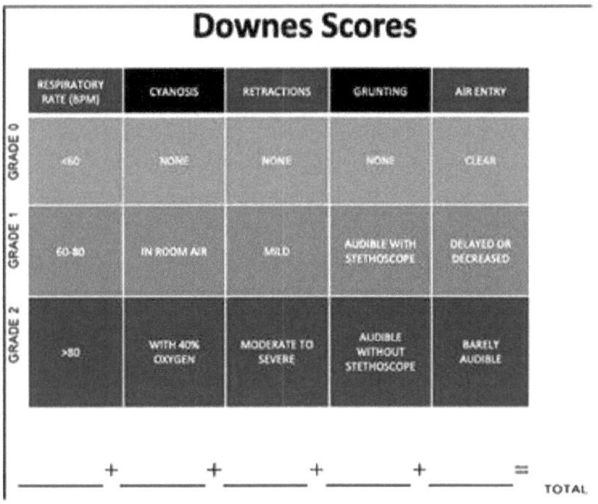

Fig. 22: Pontuação de Downes (Front. Pediatr., 29 de julho de 2022, Sec. Crianças e Saúde, Volume 10 - 2022)

12) Plano de Investigações - Foram efectuadas as seguintes investigações nos sujeitos do estudo -

i)   Análise de gases no sangue arterial,

ii)   Hemograma,

iii) Teste de função hepática,

iv) Teste da função renal

i) Análise dos gases sanguíneos arteriais - As amostras de sangue dos recém-nascidos incluídos no nosso estudo foram colhidas à nascença numa seringa descartável de 2 ml heparinizada para análise dos gases sanguíneos arteriais e dos electrólitos séricos. As seringas de plástico descartáveis foram lavadas com heparina para as tornar heparinizadas. A análise dos gases sanguíneos arteriais, bem como dos electrólitos séricos, foi realizada com uma máquina de análise de gases sanguíneos (modelo GEM 3500 na Fig. 23).

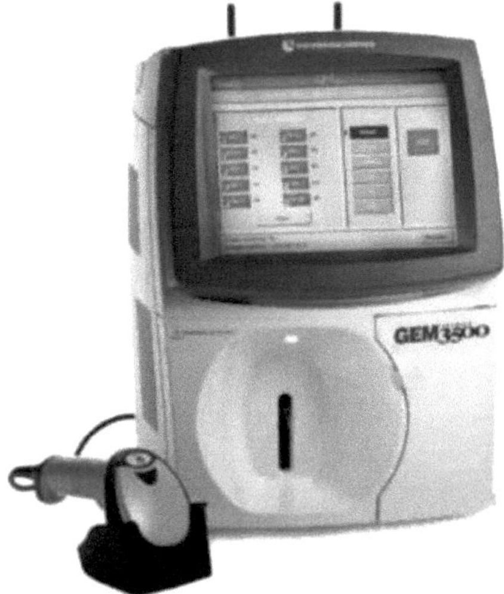

Fig. 23: Analisador de gases sanguíneos arteriais GEM Premier 3500 da Instrumentation Laboratory (Adaptado do sítio Web oficial da Instrumentation Laboratory)

ii) Hemograma - medido pelo analisador hematológico Horiba Pentra XLR (fig.24). Depois de obtido o consentimento escrito dos pais dos recém-nascidos e sob todas as precauções de assepsia, foi colhida uma amostra de sangue do recém-nascido no momento da admissão, recolhida num frasco de ácido etileno diamino tetra acético (EDTA) e transportada para análise no laboratório. O sangue foi então analisado num analisador hematológico, que conta as células e recolhe informações sobre os seus tamanhos e estrutura.

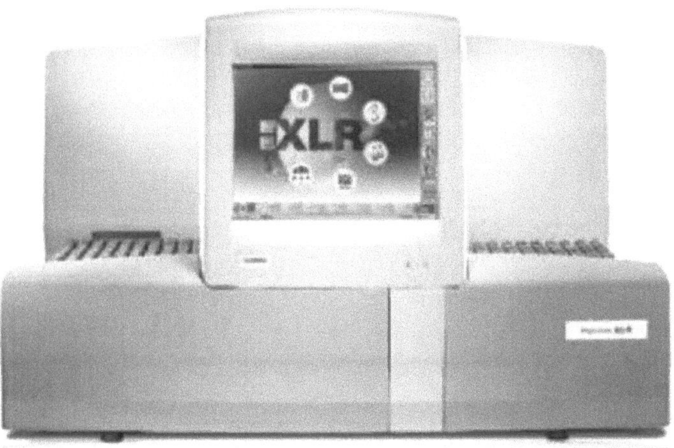

Fig. 24: Analisador automático de hemogramas Horiba Pentra XLR (Adaptado do sítio Web oficial da Horiba)

iii) Teste da função hepática e teste da função renal - As amostras de sangue dos recém-nascidos inscritos no estudo foram colhidas após o nascimento num vacutainer simples de cor vermelha. A bilirrubina sérica, as enzimas hepáticas, a creatinina sérica e os níveis de ureia no sangue foram medidos através de um analisador químico automatizado VITROS® 4600 Machine (Fig.25).

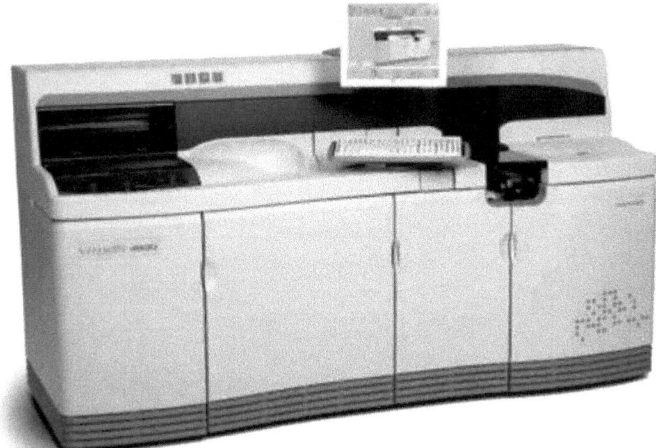

Fig. 25: Sistema de química VITROS® 4600 Adaptado do sítio Web oficial da Ortho clinical diagnostics

5 OBSERVAÇÕES E RESULTADOS

Foi realizado um estudo observacional prospetivo na Divisão Neonatal da UCI neonatal da Faculdade de Medicina e Hospital Jawaharlal Nehru, Universidade Muçulmana de Aligarh, Aligarh, de julho de 2022 a julho de 2024. No período de estudo, nos dias de inscrição, nasceram um total de 2806 recém-nascidos, dos quais 200 desenvolveram dificuldades respiratórias no período neonatal precoce. Nestes 200 recém-nascidos, foram observadas e analisadas várias causas de dificuldade respiratória, factores de risco, resultados imediatos e prevalência de dificuldade respiratória.

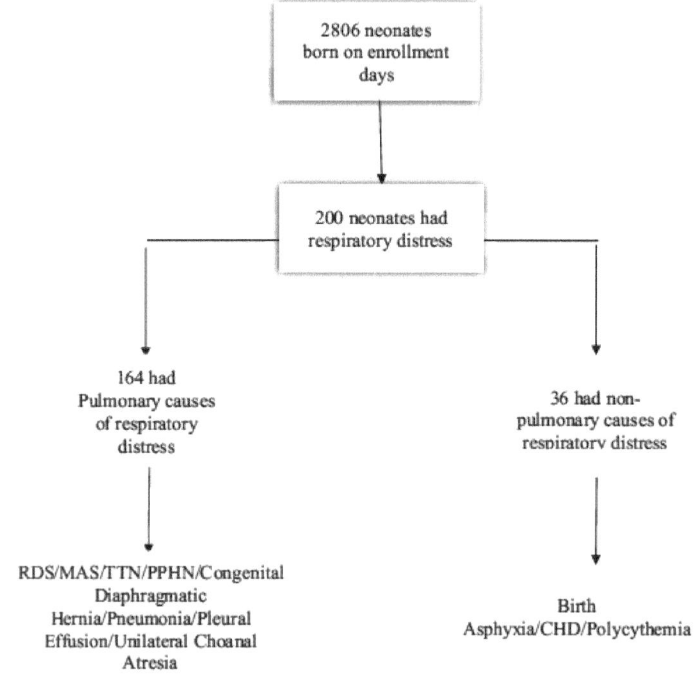

2806 recém-nascidos nascidos nos dias de inscrição
164 tinham Causas pulmonares de dificuldade respiratória
36 tinham causas não pulmonares de dificuldade respiratória
SDR/MAS/TTN/PPHN/Hérnia Diafragmática Congénita/Pneumonia/Efusão Pleural/Atresia Coanal Unilateral
Asfixia congénita/CHD/Policitemia
200 recém-nascidos com dificuldades respiratórias
Perfil do estudo representado num fluxograma
gráfico w

Tabela II: Prevalência de dificuldade respiratória em recém-nascidos no centro terciário (JNMCH, AMU)

Quadro II a: Ano 2022

Mês	Número de dias em que os casos	Número de recém-nascidos com problemas	Número total de recém-nascidos nascidos nestes

	foram registados	respiratórios inscritos nestes dias	dias
abril	1	1	22
junho	2	2	43
julho	6	8	124
agosto	14	23	284
setembro	3	4	63
outubro	5	6	106
novembro	2	3	42
dezembro	5	6	104
Total	38	53	788

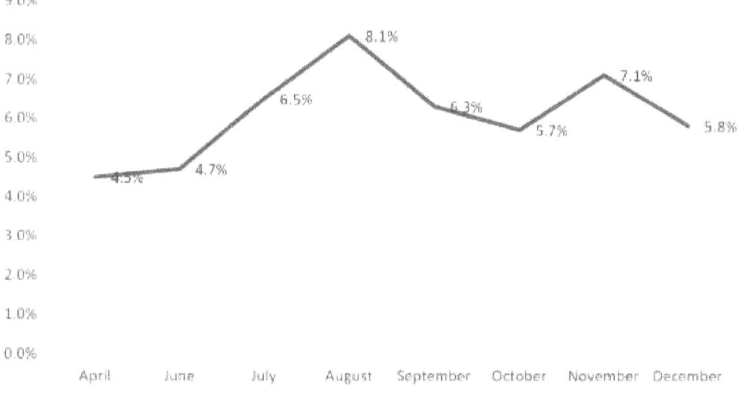

Fig. 26: Prevalência de dificuldade respiratória em recém-nascidos no centro terciário (Ano 2022)

Quadro II b: Ano 2023

Mês	Número de dias em que os casos foram registados	Número de recém-nascidos com problemas respiratórios	Número total de recém-nascidos
janeiro	21	42	428
fevereiro	2	2	46
abril	12	20	240
maio	12	17	256
junho	12	14	247
agosto	11	14	222
setembro	14	18	290
outubro	1	1	19
novembro	10	13	206
dezembro	3	6	64
Total	98	147	2018

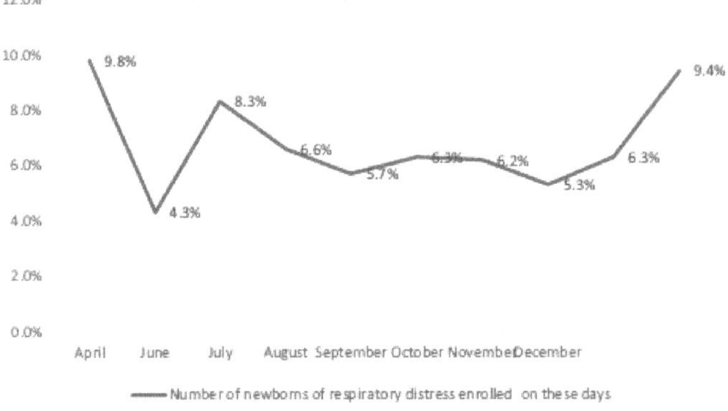

Número de recém-nascidos com problemas respiratórios inscritos nestes dias

Fig. 27: Prevalência de dificuldade respiratória em recém-nascidos no centro terciário (Ano 2023) Número total de recém-nascidos nascidos em 2022 e 2023 nos dias de registo = 2806

Número total de recém-nascidos com problemas respiratórios nascidos em 2022 e 2023 nos dias de inscrição = 200

Prevalência de dificuldades respiratórias em recém-nascidos nos anos 2022 e 2023 = (200/2806) x 100 = 7,12%

Tabela III: Causas de dificuldade respiratória nos indivíduos do estudo (n = 200)

Causas de dificuldade respiratória	Não.	%
RDS	71	35.5
MAS	53	26.5
Asfixia de parto	29	14.5
TTN	26	13
PPHN	6	3
Pneumonia	5	2.5
CHD	4	2
Policitemia	3	1.5
Hérnia diafragmática congénita	1	0.5
Derrame pleural	1	0.5
U/L Atresia das coanas	1	0.5
Total	200	100

Depois de analisar os dados relativos às causas de dificuldade respiratória entre os indivíduos do estudo (n=200), verificou-se que a síndrome de dificuldade respiratória (SDR) era a causa mais comum (n=71; 35,5%), seguida da síndrome de aspiração de mecónio (SAM) (n=53; 26,5%). Entre as causas menos comuns, a hérnia diafragmática congénita, o derrame pleural e a atresia coanal U/L tiveram ocorrências semelhantes (n=1; 0,5%).

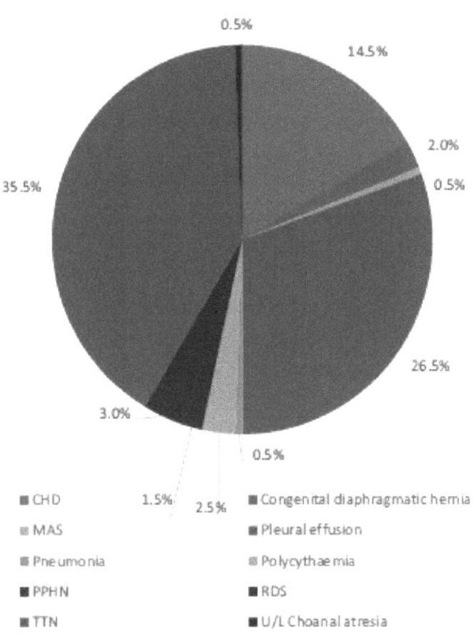

Fig. 28: Causas de dificuldade respiratória

Tabela IV: Causas de dificuldade respiratória nos indivíduos do estudo de acordo com a idade gestacional (n=200)

Causas de dificuldade respiratória	<28 semanas	28-31+6 semanas	32-33+6 semanas	34 semanas-36+6 semanas	>37 semanas
	(Pré-termo extremo)	(Muito pré-termo)	(Pré-termo moderado)	(Pré-termo tardio)	(Prazo)
Asfixia de parto	0(0.0%)	0(0.0%)	3(11.5%)	9(27.3%)	17(15.7%)
CHD	0(0.0%)	0(0.0%)	0(0.0%)	1(3.0%)	3(2.8%)
Hérnia diafragmática congénita	0(0.0%)	0(0.0%)	0(0.0%)	0(0.0%)	1(0.9%)
MAS	0(0.0%)	0(0.0%)	2(7.7%)	7(21.2%)	44(40.7%)
Derrame pleural	0(0.0%)	0(0.0%)	1(3.8%)	0(0.0%)	0(0.0%)
Pneumonia	0(0.0%)	1(3.6%)	2(7.7%)	0(0.0%)	2(1.9%)
Policitemia	0(0.0%)	0(0.0%)	0(0.0%)	1(3.0%)	2(1.9%)
PPHN	0(0.0%)	0(0.0%)	1(3.8%)	0(0.0%)	5(4.6%)
RDS	5(100.0%)	27(96.4%)	17(65.4%)	13(39.4%)	9(8.3%)
TTN	0(0.0%)	0(0.0%)	0(0.0%)	2(6.1%)	24(22.2%)
U/L Atresia das coanas	0(0.0%)	0(0.0%)	0(0.0%)	0(0.0%)	1(0.9%)
Total	5	28	26	33	108

Depois de analisar os dados das várias causas de dificuldade respiratória nos grupos de idade gestacional acima mencionados entre os indivíduos do estudo (n=200), as nossas observações foram as seguintes

• Nos recém-nascidos pré-termo extremos/muito/moderados (<34 semanas) (n=59; 83%) e nos recém-nascidos pré-termo tardios 34 semanas-36^{+6} semanas (n=33, 39,3%) a síndrome de dificuldade respiratória é a causa mais comum.

• Os recém-nascidos de termo (n=108; 40,7%) têm a síndrome de aspiração de mecónio (SAM) como a causa mais comum de dificuldade respiratória.

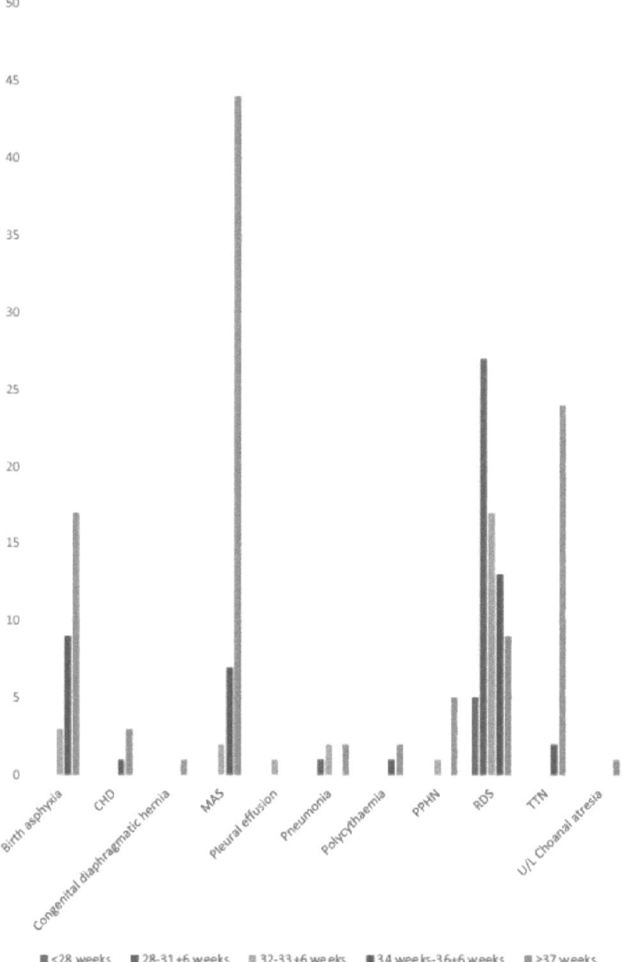

Fig. 29: Causas de dificuldade respiratória nos indivíduos do estudo de acordo com a idade gestacional (n=200)
=200)

Tabela V: Causas de dificuldade respiratória nos participantes do estudo de acordo com o modo de parto (n=200)

Causas de dificuldade respiratória	LSCS (n=109)	NVD (n=91)
RDS	35	36
MAS	33	20
TTN	19	7
Asfixia de parto	14	15
CHD	4	0
Policitemia	2	1
PPHN	1	5
U/L Atresia das coanas	1	0
Hérnia diafragmática congénita	0	1
Derrame pleural	0	1
Pneumonia	0	5
Total	109	91

Entre os recrutas do nosso estudo (n=200) com dificuldade respiratória, observou-se que a FLC (n=109) foi um modo de parto ligeiramente mais comum.

Depois de analisar os dados relativos à incidência de várias causas de dificuldade respiratória nos participantes do estudo entre os dois modos de parto - LSCS e NVD, a SDR foi globalmente mais comum em ambos os subgrupos (n=35 e n=36, respetivamente), seguida da SAM.

A comparação da incidência de dificuldade respiratória por causa mostra incidências mais elevadas de TTN em LSCS (n=19) em comparação com NVD (n=7), do mesmo modo que as incidências de pneumonia (n=5) e PPHN (n=5) foram mais comuns em NVD em comparação com o subgrupo LSCS.

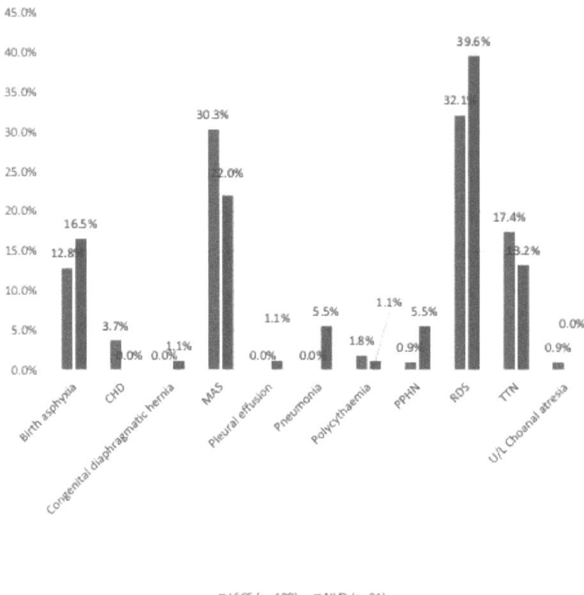

Fig. 30: Causas de dificuldade respiratória nos participantes do estudo de acordo com o modo de parto (n=200)

Tabela VI: Distribuição por género da dificuldade respiratória nos indivíduos do estudo (n=200)

Causas de dificuldade respiratória	Mulheres (n=77)	Homens (n=123)
RDS	28	43
MAS	21	32
Asfixia de parto	11	18
TTN	9	17
PPHN	2	4
CHD	1	3
Pneumonia	2	3
Policitemia	1	2
Derrame pleural	0	1
Hérnia diafragmática congénita	1	0
U/L Atresia das coanas	1	0
Total	77	123

Aproximadamente 60% dos recrutas do estudo eram do sexo masculino (n=123), sendo a SDR (n=43) a causa mais comum de dificuldade respiratória, seguida da SAM (n=32), da asfixia de parto (n=18) e da TTN (n=17). Foram observadas tendências semelhantes nas mulheres. No entanto, a incidência de TTN foi duas vezes maior no sexo masculino do que no feminino.

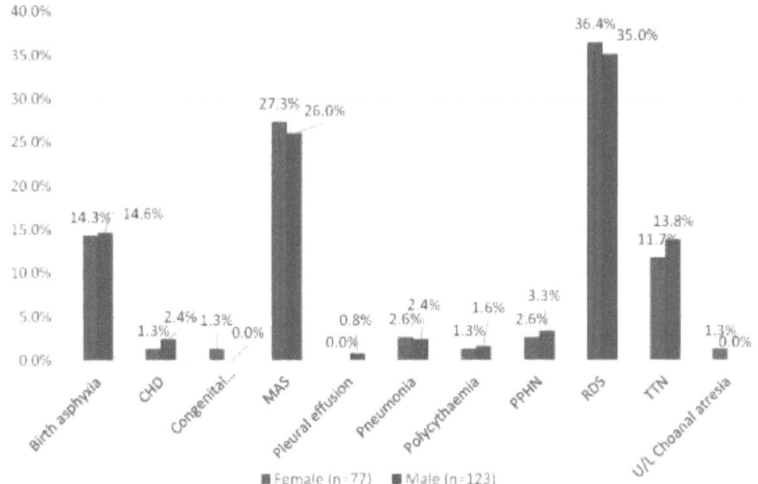

Fig. 31: Causas de dificuldade respiratória nos indivíduos do estudo, de acordo com o género (n=200)

Tabela VII: Causas de dificuldade respiratória nos indivíduos do estudo de acordo com a idade gestacional e o peso adequado

Causas de dificuldade respiratória	AGA	LGA	SGA
RDS	52	3	16
MAS	47	0	6
Asfixia de parto	25	0	4

	21	1	4
TTN	21	1	4
Pneumonia	5	0	0
PPHN	5	0	1
CHD	3	0	1
Policitemia	3	0	0
Hérnia diafragmática congénita	1	0	0
Derrame pleural	0	1	0
U/L Atresia das coanas	0	0	1
Total	**162**	**5**	**33**

Cerca de 80% dos recém-nascidos inscritos eram adequados à idade gestacional. A SDR foi, em geral, a causa mais comum de dificuldade respiratória em todos os grupos acima referidos: PIG (n=16), PIG (n=3) e AAG (n=52).

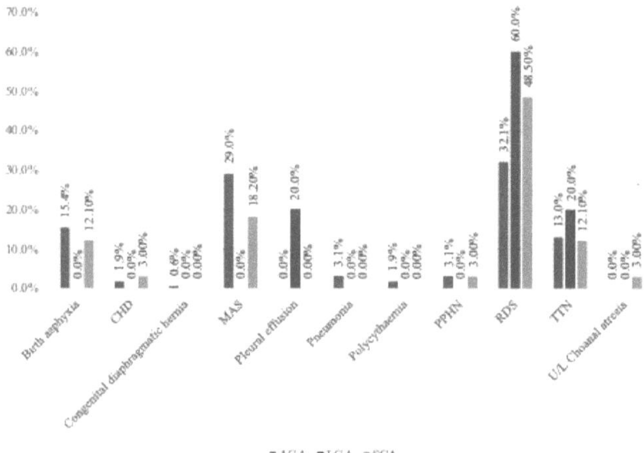

Fig. 32: Causas de dificuldade respiratória nos indivíduos do estudo de acordo com LGA/AGA/SGA

Tabela VIII: Tipo de suporte de oxigénio administrado nos indivíduos do estudo (n=200)

Oxygen support	No.	%
CPAP	135	67.5
Nasal prongs	33	16.5
Ventilator	32	16.0

Observou-se que a ventilação com pressão positiva contínua foi o modo de ventilação mais comum nos indivíduos do estudo (n=135), seguido de prongas nasais (n=33) e ventilador (n=32).

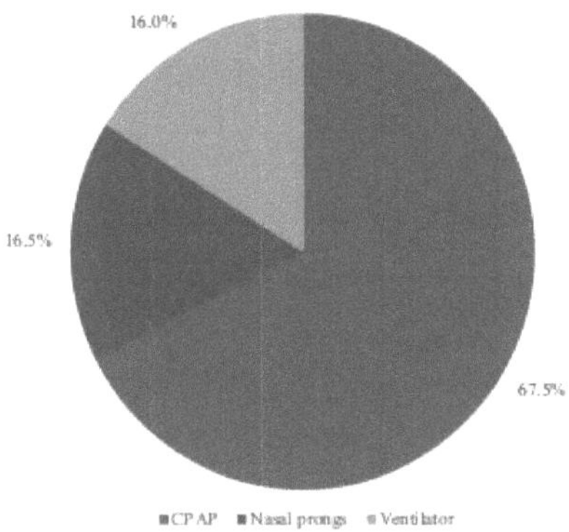

Fig. 33: Tipo de suporte de oxigénio administrado nos indivíduos do estudo (n=200)

Tabela IX: Associação entre o surfactante recebido e o resultado em candidatos à SDR (n=71)

Resultado	Surfactante administrado (n=5)	surfactante não administrado (n=66)
Apagado	1(20.0%)	47 (71.2%)
Expirado	4(80.0%)	19 (28.8%)
Valor de P 0,03		

Dos 5 candidatos que receberam surfactante, 4 expiraram (80,00%) e dos 66 candidatos a SDR que não receberam surfactante, 19 expiraram (28,78%). Não existe uma associação positiva entre o surfactante recebido e os casos de SDR que tiveram alta no nosso estudo devido a um viés de tratamento, uma vez que o surfactante foi administrado a recém-nascidos com SDR doentes.

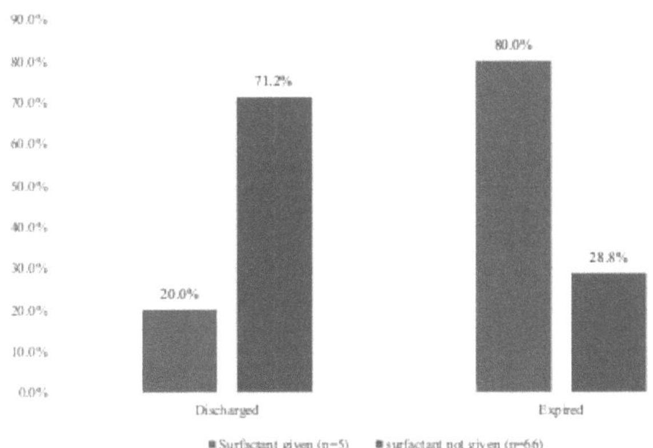

Fig. 34: Associação do surfactante administrado com o resultado da dificuldade respiratória nos indivíduos do estudo (n=200)

Tabela X: Relação entre as causas de dificuldade respiratória nos participantes do estudo e a idade materna (n=200)

Causas de dificuldade respiratória	Idade <30 anos	>30 anos
RDS	64	7
MAS	43	10
Asfixia de parto	26	3
TTN	19	7
PPHN	6	0
Pneumonia	5	0
CHD	4	0
Policitemia	2	1
Hérnia diafragmática congénita	1	0
Derrame pleural	1	0
U/L Atresia das coanas	1	0
Total	172	28

Analisando a idade materna e as causas de dificuldade respiratória nos indivíduos do estudo, o grupo etário dos recém-nascidos com idade inferior a 30 anos teve a SDR (n=64) como a causa mais comum, seguida da SAM (n=43), ao passo que o inverso se verificou no grupo etário dos >30 anos, ou seja, SDR (n=7) e SAM (n=10).

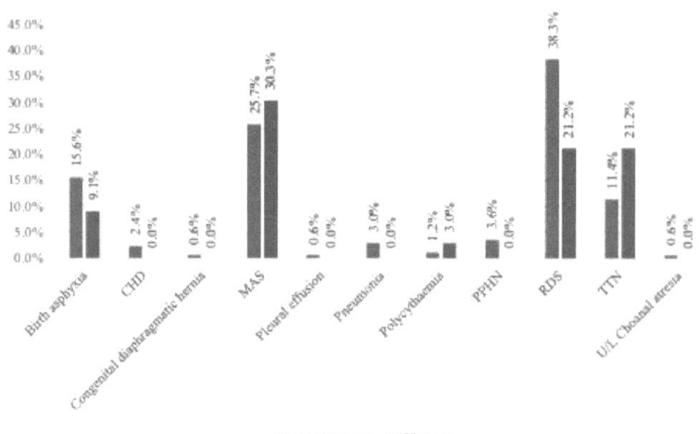

Fig. 35: Relação entre as causas de dificuldade respiratória nos participantes do estudo e a idade materna (n=200)

Tabela XI: Relação entre APGAR e causas de dificuldade respiratória em recém-nascidos

Tabela XI a: APGAR a 1 minuto (n=200)

Causas de dificuldade respiratória APGAR	<7 APGAR >7	
RDS	63	8
MAS	48	5
Asfixia de parto	29	0
TTN	24	2
PPHN	5	1
CHD	4	0

Pneumonia	4	1
Policitemia	3	0
Hérnia diafragmática congénita	1	0
Derrame pleural	1	0
U/L Atresia das coanas	1	0
Total	183	17

A maioria dos recém-nascidos com causas variadas de dificuldade respiratória tinha APGAR <7 a 1 minuto, ou seja, o máximo na SDR (n=63), seguida da SAM (n=48) e da asfixia de parto (n=29).

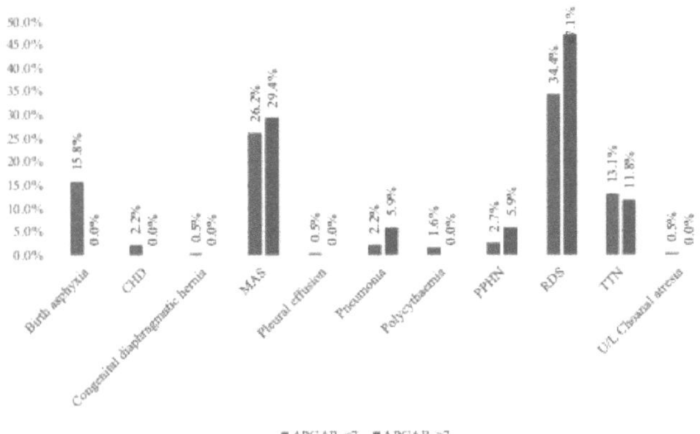

Fig. 36: Causas de dificuldade respiratória nos indivíduos do estudo de acordo com o APGAR baixo a 1 minuto (n=200)

Tabela XI b: APGAR aos 5 minutos (n=200)

Causas de dificuldade respiratória	APGAR <7	APGAR >7
Asfixia de parto	12	17
MAS	10	43
RDS	10	61
Hérnia diafragmática congénita	1	0
Derrame pleural	1	0
Pneumonia	1	4
PPHN	1	5
CHD	0	4
Policitemia	0	3
TTN	0	26
U/L Atresia das coanas	0	1
Total	36	164

APGAR <7 aos 5 min foi observado na maioria dos recém-nascidos com asfixia ao nascer (n=12), seguido por recém-nascidos com SAM e SDR (n=10).

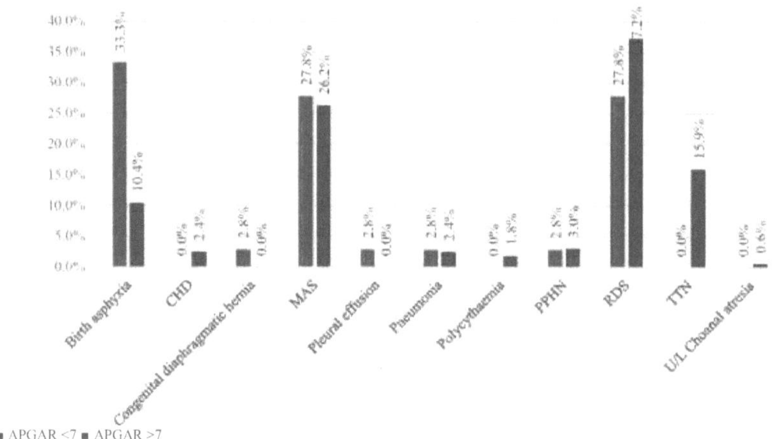

Fig. 37: Causas de dificuldade respiratória nos indivíduos do estudo de acordo com o APGAR baixo aos 5 minutos (n=200)

Tabela XII: Diagnóstico materno que predispõe à dificuldade respiratória em recém-nascidos

Causes of respiratory distress	PPROM	DM	Maternal fever	Oligohydramnios	Polyhydramnios	GDM	Chorioamnionitis
RDS	8	1	0	3	3	9	1
MAS	1	1	0	1	1	5	0
TTN	0	0	1	1	1	4	0
Birth asphyxia	3	0	0	2	0	3	0
CHD	0	0	0	2	0	2	0
Pneumonia	1	0	0	1	0	1	0
PPHN	0	0	0	0	0	1	0
U/L Choanal atresia	0	0	0	0	0	1	0
Congenital diaphragmatic hernia	0	0	0	0	0	0	0
Pleural effusion	0	0	0	0	1	0	0
Polycythaemia	0	0	0	0	0	0	0
Total	13	2	2	10	6	26	1

Ao analisar o diagnóstico materno que predispõe à dificuldade respiratória nos recém-nascidos, observou-se que o DMG nas mães (n=26) levou à SDR em 9 recém-nascidos, seguido da SAM em 5 recém-nascidos, enquanto que a PPROM (n=13) levou à SDR em 8 recém-nascidos.

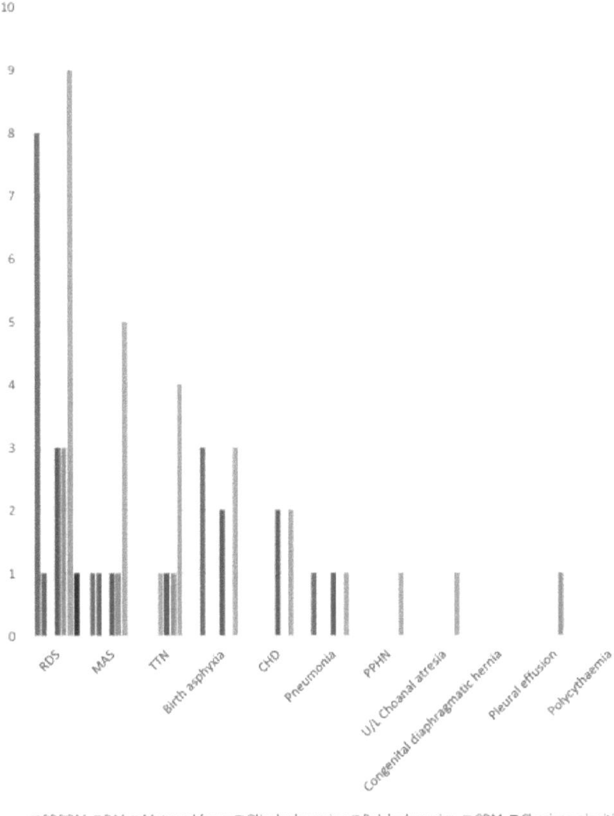

Fig. 38: Diagnóstico materno que predispõe à dificuldade respiratória em recém-nascidos

Tabela XIII: Resultado da dificuldade respiratória nos indivíduos do estudo (n=200)

Outcome	No.	%
Discharged	167	83.5
Expired	33	16.5

Dos 200 candidatos inscritos no nosso estudo, 167 (83,5%) tiveram alta e 33 (16,50%) expiraram.

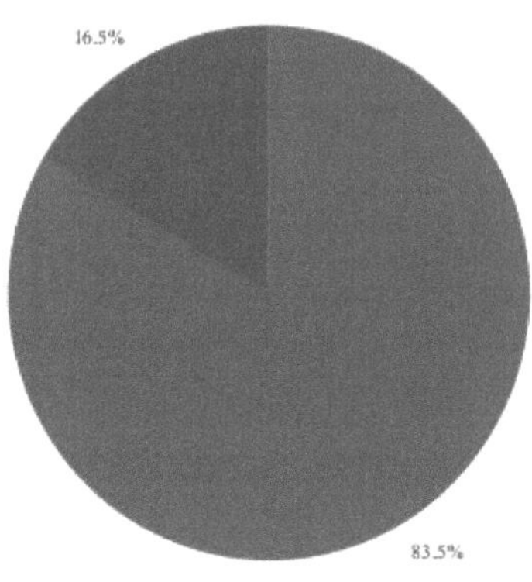

Fig. 39: Resultado da dificuldade respiratória nos indivíduos do estudo (n=200)

Tabela XIV: Resultados de acordo com as diferentes causas de dificuldade respiratória nos indivíduos do estudo (n=200)

Causas de dificuldade respiratória	Apagado	Expirado
MAS	48	5
RDS	48	23
Asfixia de parto	27	2
TTN	26	0
PPHN	6	0
Pneumonia	5	0
CHD	3	1
Policitemia	3	0
U/L Atresia das coanas	1	0
Hérnia diafragmática congénita	0	1
Derrame pleural	0	1
Total	167	33

Observou-se que, entre os candidatos que receberam alta, a maioria tinha MAS e SDR (n=48), seguidos de asfixia de parto e TTN.

Dos 33 candidatos expirados, a maioria era SDR (n=23), ou seja, cerca de 70%, seguida de EAM (n=5) e asfixia de parto (n=2).

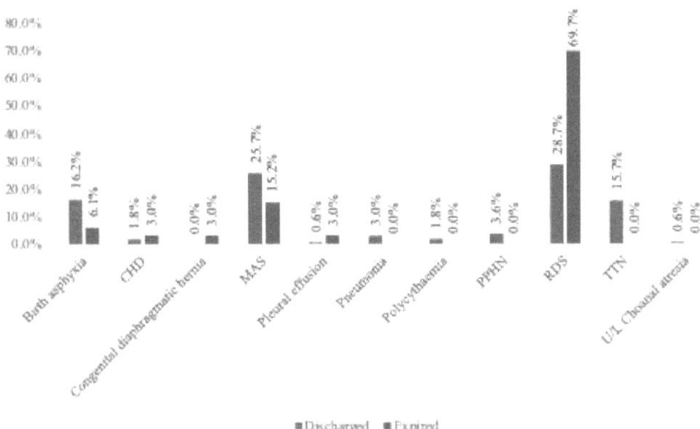

Fig. 40: Resultado em diferentes causas de dificuldade respiratória nos indivíduos do estudo (n=200)

Tabela XV: Associação dos esteróides pré-natais (4 doses de dexametasona) recebidos pela mãe com o Resultado de dificuldade respiratória nos indivíduos do estudo (n=71)

Resultado	Recebidos (n=14)	Não recebido (n=57)
Apagado	12(85.7%)	36(63.2%)
Expirado	2(14.3%)	21(36.8%)
Valor de P = 0,12		

Observou-se que 85,7% dos recém-nascidos com SDR cujas mães receberam 4 doses de dexametasona no período pré-natal tiveram alta, enquanto apenas 63,2% dos recém-nascidos com SDR cujas mães não receberam esteróides no período pré-natal tiveram alta. No nosso estudo, existe uma associação positiva entre os esteróides pré-natais recebidos pelas mães de recém-nascidos com SDR e os recém-nascidos com SDR que receberam alta após o tratamento.

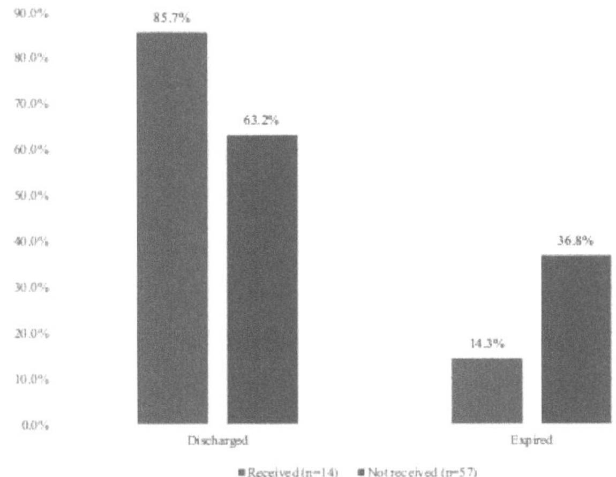

Fig. 41: Associação entre os esteróides pré-natais recebidos pela mãe e o resultado da dificuldade respiratória nos indivíduos do estudo (n=71)

65

Tabela XVI: Investigações nos sujeitos do estudo

	PH	PCO2	PO2	Na	K	Ca	Glicose	Lactato	HCT	HCO3
Média	7.21	42.35	85.63	135.21	4.42	.8915	70.39	5.60	51.77	17.28
SD	.15	14.42	56.70	9.170	2.955	.2134	47.340	3.725	8.44	4.63
Mediana	7.21	40.00	65.50	136.00	4.10	.90	62.00	4.10	52.5	18.0
IQR	7.13 7.32	31-50	45.25 110	133140	3.6 4.6	0.75 1.0	4781.75	2.82 7.7	48 57	14.72 20
Mínimo	6.80	16	18	37	1.40	.32	1.22	.90	7.0	1.1
Máximo	7.54	89	300	163	44.30	1.90	500.00	15.00	70.0	27.0

Tabela XVII: Outras investigações nos indivíduos do estudo

	Hb	Plaquetas	WBC	BUN	S,Cr	ALT	ALP	AST	TSB
Média	17.493	184.03	16.551	21.166	.6599	32.67	124.82	65.520	2.692
SD	2.891	74.683	7.856	13.04	.276	32.98	242.48	107.16	3.27
Mediana	17.800	179.00	15.00	18.00	.60	24.50	54.00	40.000	2.000
IQR	15.82 19.37	127-234	11-20	14-22	0.5 0.8	15 40	20157.75	226.25 60	1 2.97
Mínimo	9.0	49	2.2	4.0	.20	5	10	7.9	.1
Máximo	24.4	500	46.0	120.0	2.00	285	2633	1112.0	20.0

6 DISCUSSÃO

A angústia respiratória nos recém-nascidos contribui para uma parte importante dos internamentos na UCIN e contribui significativamente para a morbilidade e mortalidade neonatais. A angústia respiratória é uma manifestação comum de etiologia pulmonar e não pulmonar. Estas perturbações apresentam-se geralmente imediatamente ou poucas horas após o nascimento, dependendo da doença subjacente e da idade gestacional do recém-nascido. Vários factores pré-natais e perinatais influenciam a incidência da angústia. Uma vez que a angústia respiratória é a principal causa de morbilidade e mortalidade neonatal, o conhecimento das suas causas é essencial para a formulação de orientações e o planeamento da gestão. Para diminuir a incidência/prevalência e a mortalidade associadas à angústia respiratória, é necessário compreender as diferentes causas. Muitos factores maternos, como o modo de parto, as co-morbilidades e os factores neonatais, como o sexo, a idade gestacional e o peso adequado à gestação, influenciam a incidência da dificuldade respiratória.

Foram realizados vários estudos deste tipo em todo o mundo e no nosso país para determinar a prevalência, os factores de risco, as causas e os resultados da dificuldade respiratória em recém-nascidos. Neste estudo, foram comparados os estudos que identificaram o perfil etiológico da dificuldade respiratória em recém-nascidos. O nosso estudo foi planeado para estudar o perfil clínico-etiológico da angústia respiratória em recém-nascidos no período neonatal precoce e avaliar o seu resultado imediato. São também estudados os factores maternos relacionados com o parto e os factores neonatais associados a estas condições. As intervenções terapêuticas que influenciam o resultado também são estudadas. Assim, este estudo ajudará a identificar as causas da angústia respiratória no período neonatal precoce e os factores que influenciam o seu resultado, ajudando assim a planear medidas para diminuir a mortalidade e a morbilidade associadas à angústia respiratória.

Durante o período de estudo, nos dias de inscrição, nasceu um total de 2806 recém-nascidos na nossa UCI neonatal de cuidados terciários, dos quais 200 recém-nascidos com dificuldades respiratórias de início precoce foram incluídos no nosso estudo. Nestes 200 recém-nascidos, foram analisadas várias causas de dificuldade respiratória, factores de risco e resultados imediatos.

CARACTERÍSTICAS NEONATAIS:

Distribuição por género

Na nossa população de estudo de 200 recém-nascidos inscritos, 61,5% eram do sexo masculino, o que foi semelhante a estudos como J N Behera *et al.*, 2020 tinham 62,4% de homens, A Lamichhane *et al.*, 2019 tinham 60,36% de recém-nascidos do sexo masculino.

Modo de entrega

Entre os neonatos com dificuldade respiratória, a LSCS foi realizada na maioria dos casos 54,5% em nosso estudo, correspondendo a outros estudos como A Lamichhane *et al.*,2019 com LSCS como 51,35% e M R Sahoo *et al.*,2015 com 56% de partos LSCS.

Tabela XIX: Prevalência de dificuldade respiratória em recém-nascidos

ESTUDO	PREVALÊNCIA
J N Behera *et al.*, 2020	13.81%
Tochie *et al.*, revisão de 2024	a prevalência variou de 0,64 a 88,4%
E Yarci *et al.*, 2020	10.65%
K A A Baseer *et al.*, 2020	46.5%
J N Tochie *et al.*, 2016	47.5%

A Lamichhane *et al.*, 2019	6.55%
A Parkash *et al.*, 2015	33.3%
P Rijal *et al.*, 2018	4.6%
B K Raha *et al.*, 2021	19.2%
Estudo atual	7.12%

A prevalência no nosso estudo é semelhante à da revisão de Tochie *et al.*, 2024 e de A Lamichhane *et al.*,2019. Outros estudos têm uma prevalência mais elevada devido ao maior tamanho da amostra.

Quadro XX: Causas de dificuldade respiratória

Estudo	MAS	TTN	RDS	Pneumonia	Asfixia de parto	PPHN	CHD	Outros
J N Behera *et al.*, 2020	3.8%	-	32.4%	-	47.5%	-	-	16.3%
J N Tochie *et al.*, 2024 Revisão (58 estudos da Ásia)	9.94%	14.43%	35.83%	23.18%	4.21%	-	2.52%	9.89%
E Yarci *et al.*, 2020	0.1%	3.1%	2.8%	0.7%	-	0%	19.8%	73.5%
K A A Baseer *et al.*, 2020	6.21%	22%	49.6%	17.2%	-	-	-	4.99%
A Parkash *et al.*, 2015	16.7%	14.1%	23%	17.6%	10.75%	-	-	17.85%
P Rijal *et al.*, 2018	21.1%	15.5%	11.9%	14.6%	11.9%	-	6.4%	18.6%
B K Raha *et al.*, 2021	1.8%	47.3%	29.1%	3.6%	10.9%	-	3.6%	3.7%
Kshirsagar *et al.*, 2019	-	35.55%	-	-	-	-	-	
Estudo atual	26.5%	13%	35.5%	2.5%	14.5%	3%	2%	3%

No nosso estudo, a SDR (35,5%) é a principal causa de dificuldade respiratória, tal como em K A A Baseer *et al.*, 2020 (49,6%) e J N Tochie *et al.*, 2024 Review (58 estudos da Ásia) (35,83%), sendo comparável a J N Behera *et al.*, 2020 (32,4%) e B K Raha *et al.*, 2021 (29,1%). A MAS (26,5%) é a segunda causa mais comum de dificuldade respiratória, seguida da asfixia de parto (14,5) e da TTN (13%), o que também é comparável aos estudos mencionados. A pneumonia também detém uma parte importante das dificuldades respiratórias em vários outros estudos.

Factores de risco que conduzem a dificuldades respiratórias

Tabela XXI: Principais causas de dificuldade respiratória nos indivíduos do estudo de acordo com a idade gestacional

ESTUDO	<28 semanas (pré-termo extremo)	28-31+6 semanas (Muito pré-termo)	32-33+6 semanas (Pré-termo moderado)	34 semanas-36+6 semanas (Pré-termo tardio)	>37 semanas (Prazo)
T Debillon *et al.*, 2021			RDS (49,5%)	TTN (65,5%)	
J N Behera *et al.*, 2020			40%		55.2%

A Lamichhane *et al.*, 2019	59.46%				40.54%
B K Raha *et al.*, 2021	38.2%				61.8%
Estudo atual	RDS (100%)	RDS (96,4%)	RDS (65,4%)	RDS (39,4%)	MAS (40,7%)

No nosso estudo, observou-se que a SDR foi a causa mais comum de dificuldade respiratória em recém-nascidos pré-termo, ou seja, pré-termos extremos/muito/moderados/tardios, o que foi comparável a outros estudos mencionados anteriormente.

Além disso, observou-se que a dificuldade respiratória era mais comum em prematuros do que em recém-nascidos de termo, proporcionalmente a outros estudos. Mas B K Raha *et al.*, 2021 e J N Behera *et al.*, 2020 tinham um maior número de recém-nascidos de termo inscritos, pelo que, no seu estudo, uma maior percentagem de recém-nascidos de termo apresentava dificuldades respiratórias em comparação com os prematuros.

APGAR a 1min

No nosso estudo, os recém-nascidos com baixa pontuação de APGAR (<7) em 1 minuto estavam mais predispostos a desenvolver dificuldade respiratória posteriormente, o que também foi observado em JN Tochie *et al.*, 2016.

Relação entre co-morbilidades maternas e dificuldade respiratória em recém-nascidos

No nosso estudo, observou-se que os recém-nascidos de mães com comorbilidades de DMG, PPROM, oligohidrâmnios, polihidrâmnios, febre materna, DM e corioamnionite estavam mais predispostos a dificuldades respiratórias do que outros, como em P Rijal P Rijal *et al.*, 2018.

Tipo de apoio de oxigénio dado aos recrutas do estudo

No nosso estudo, observou-se que a maioria dos recém-nascidos recebeu CPAP (67,5), ao passo que no estudo de B. K. Raha *et al.*, 2021 receberam outros (oxigénio através de campânula ou pinças nasais), porque no nosso estudo a maioria dos recrutas era pré-termo e no estudo de B. K. Raha *et al.*, 2021 eram recém-nascidos de termo.

Tabela XXII: Resultados da angústia respiratória

Study	Discharged	Expirou
M R Sahoo *et al.*, 2015	88.8%	11.2%
J N Behera *et al.*, 2020	67.4%	27.1%
J N Tochie *et al.*,2024 (25 estudos da Ásia)	-	20.29%
K A A Baseer *et al.*, 2020	-	26.2%
J N Tochie *et al.*, 2016	-	24.5%
A Lamichhane *et al.*,2019	95.5%	4.50%
A Parkash *et al.*, 2015	67.3%	32.7%
P Rijal *et al.*, 2018	-	12.8%
Kshirsagar *et al.*, 2019	88.8%	11.2%
E Yarci *et al.*, 2020	-	0.76%
Estudo atual	83.5%	16.5%

No nosso estudo, 16,5% dos recém-nascidos expiraram, o que é comparável a J N Tochie *et al.,2024* (25 estudos da Ásia) 20,29% e P Rijal *et al.*, 2018 com 12,8%. Outros estudos registaram uma mortalidade mais elevada, plausivelmente devido a uma maior dimensão da amostra e a mais proporções de causas de dificuldade respiratória com resultados de recuperação insatisfatórios.

Tabela XXIII: Principais causas de dificuldade respiratória em recrutas que receberam alta e expiraram

Estudo	Etiologia respiratória	Frequência	Casos recuperados	Casos de morte	Percentagem de recuperação (R) e de morte (D)
M R Sahoo et al. *et al.*, 2015	RDS	29	22	7	R 75.86% D 24.13%
	MAS	18	16	2	R 88.88% D 11.11%
	TTN	32	32	0	R 100% D 0%
A Parkash *et al.*, 2015	RDS	47	11	36	R 23.40% D 76.59%
	MAS	34	27	7	R 79.41% D 20.5%
	TTN	29	29	0	R100% D 0%
	Asfixia de parto	22	16	6	R 27.27% D 72.72%
J N Tochie *et al.*, 2016	RDS			20	R D 24.2%
	MAS			3	R D 3.6%
	TTN			0	R 100% D 0%
	Asfixia de parto			13	R D 15.9%
Estudo atual	RDS	71	48	23	R 67.60% D 32.39%
	MAS	53	48	5	R 90.56% D 9.43%
	TTN	26	26	0	R 100.00% D 0%
	Asfixia de parto	29	27	2	R 93.10% D 6.89%

No nosso estudo, a percentagem de recuperação foi de 100% em TTN, o que é comparável a M R Sahoo et al. *et al.*, 2015, A Parkash *et al.*, 2015, J N Tochie *et al.*, 2016.

7 RESUMO

Foi realizado um estudo observacional prospetivo na Divisão Neonatal da UCI neonatal da Faculdade de Medicina e Hospital Jawaharlal Nehru, Universidade Muçulmana de Aligarh, Aligarh, de julho de 2022 a julho de 2024. Durante o período de estudo, nos dias de inscrição, nasceram um total de 2806 recém-nascidos, dos quais 200 desenvolveram dificuldades respiratórias no período neonatal precoce. Nestes 200 recém-nascidos, foram observadas várias causas de dificuldade respiratória, factores de risco e resultados imediatos.

Os destaques do estudo são os seguintes:

1.   A prevalência de dificuldade respiratória em recém-nascidos nos anos de 2022 e 2023 nos dias de registo foi de 7,12%.

2.   A SDR foi a principal causa de dificuldade respiratória neonatal (n=71; 35,5%), seguida da SAM (n=53; 26,5%). Entre as causas menos comuns, a HDC, o derrame pleural e a atresia coanal U/L tiveram ocorrências semelhantes (n=1; 0,5%).

3.   Nos recém-nascidos pré-termo extremos/muito/moderados (<34 semanas) (n=59; 83%) e nos recém-nascidos pré-termo tardios 34 semanas-36^{+6} semanas (n=33, 39,3%) a SDR foi a principal causa de dificuldade respiratória.

4.   Nos recém-nascidos de termo (n=108; 40,7%), a MAS foi a principal causa de dificuldade respiratória.

5.   Entre os recrutas do nosso estudo (n=200) com dificuldade respiratória, observou-se que a FLC (n=109) foi um modo de parto ligeiramente mais comum.

6.   Depois de analisar os dados relativos à incidência de várias causas de dificuldade respiratória nos participantes do estudo entre os dois modos de parto - LSCS e NVD, a SDR foi globalmente comum em ambos os subgrupos (n=35 e n=36, respetivamente), seguida da SAM.

7.   A comparação da incidência de dificuldade respiratória por causa revelou incidências mais elevadas de TTN em LSCS (n=19) em comparação com NVD (n=7); do mesmo modo, as incidências de pneumonia (n=5) e PPHN (n=5) foram mais comuns em NVD do que no subgrupo LSCS.

8.   Aproximadamente 60% dos recrutas do estudo eram do sexo masculino (n=123), sendo a SDR (n=43) a causa mais comum de dificuldade respiratória, seguida da SAM (n=32), da asfixia de parto (n=18) e da TTN (n=17). Foram observadas tendências semelhantes nas mulheres. No entanto, a incidência de TTN foi duas vezes maior no sexo masculino do que no feminino.

9.   Cerca de 80% dos recém-nascidos inscritos eram adequados à idade gestacional. A SDR foi a causa predominante de dificuldade respiratória em todos os grupos: PIG (n=16), PIG (n=3) e AAG (n=52).

10. O CPAP foi o modo de ventilação mais utilizado pelos participantes do estudo (n=135), seguido das pinças nasais (n=33) e do ventilador (n=32).

11. Dos 5 candidatos que receberam surfactante, 4 expiraram (80,00%) e dos 66 candidatos à SDR que não receberam surfactante, 19 expiraram (28,78%) com um valor de P de 0,03.

12. Os recém-nascidos de mães no grupo etário <30 anos tiveram como causa mais comum a SDR (n=64), seguida da SAM (n=43), ao passo que no grupo etário >30 anos foi o inverso, ou seja, SDR (n=7) e SAM (n=10).

13. A maioria dos recém-nascidos com causas variadas de dificuldade respiratória tinha APGAR <7 a 1 minuto, ou seja, o máximo na SDR (n=63), seguida da SAM (n=48) e da

asfixia de parto (n=29).

14. APGAR <7 aos 5 min foi observado na maioria dos recém-nascidos com asfixia ao nascer (n=12), seguido por recém-nascidos com SAM e SDR (n=10).

15. Entre as co-morbilidades maternas que predispõem para a dificuldade respiratória nos recém-nascidos, observou-se que o DMG nas mães (n=26) conduziu à SDR em 9 recém-nascidos, seguido da SAM em 5 recém-nascidos, enquanto o PPROM (n=13) conduziu à SDR em 8 recém-nascidos.

16. Dos 200 candidatos inscritos no nosso estudo, 167 (83,5%) tiveram alta e 33 (16,50%) expiraram.

17. Entre os candidatos que receberam alta, a maioria tinha MAS e SDR (n=48), seguidos de asfixia de parto e TTN.

18. Dos 33 candidatos expirados, a maioria era SDR (n=23), ou seja, aproximadamente 70%, seguido de SAM (n=5) e asfixia de parto (n=2).

19. Ao comparar os resultados em recém-nascidos com SDR (n=71) cujas mães receberam esteróides pré-natais (n=14), 4 doses de dexametasona tiveram melhores resultados, ou seja, 12 recém-nascidos tiveram alta (85,71%), em comparação com os que não receberam esteróides pré-natais (n=57), ou seja, 36 tiveram alta (63,15%).

8 CONCLUSÃO

A prevalência de dificuldade respiratória neonatal foi de 7,12% no nosso estudo. De acordo com o nosso estudo, a TTN, a asfixia de nascimento e a SDR foram as causas mais comuns de dificuldade respiratória em recém-nascidos de termo e pós-termo, a seguir à MAS, enquanto a pneumonia, a doença cardíaca congénita e a HPPN variaram em número. Causas como a HDC, a policitemia, o derrame pleural e a atresia das coanas foram menos frequentes. A SDR foi a principal causa de dificuldade respiratória nos recém-nascidos pré-termo.

Entre todas as causas de dificuldade respiratória neonatal, a TTN tem um bom prognóstico com taxas de recuperação máximas. As principais causas de mortalidade no nosso estudo devido a dificuldades respiratórias neonatais foram a SDR, seguida da SAM e da asfixia de parto. Havia vários factores fetais e maternos que predispunham à dificuldade respiratória neonatal e que também influenciavam os resultados clínicos imediatos, nomeadamente: sexo masculino, cesariana, idade materna, comorbilidades maternas, idade gestacional, bebés com baixo peso gestacional, APGAR baixo ao 1 e 5 minutos, esteróides pré-natais recebidos pela mãe, etc.

Por conseguinte, devem ser tomadas medidas adequadas para reduzir a morbilidade e a mortalidade dos recém-nascidos devido a várias causas de dificuldade respiratória, tendo como principal objetivo a gestão eficaz destas condições.

LIMITAÇÕES

1. O tamanho da amostra do nosso estudo foi pequeno.

2. A duração do estudo foi insuficiente.

RECOMENDAÇÕES

Devem ser tomadas medidas como a mudança do estilo de vida materno, cuidados pré-natais adequados, cuidados intraparto e cuidados pós-natais para advertir os factores de risco, conduzindo assim a uma melhor antecipação da gestão da angústia respiratória nos recém-nascidos. Ao mesmo tempo, é necessário um tratamento mais agressivo e inovações direcionadas para a SDR.

REFERÊNCIAS

Addisu, D., Asres, A., Gedefaw, G., Asmer, S., 2018. Prevalência de líquido amniótico manchado de mecônio e seus fatores associados entre mulheres que deram à luz a termo no hospital de referência especializado abrangente Felege Hiwot, Noroeste da Etiópia: um estudo transversal baseado em instalações. BMC Pregnancy Childbirth 18, 429. https://doi.org/10.1186/s12884-018-2056-y

Aikio, O., Metsola, J., Vuolteenaho, R., Perhomaa, M., Hallman, M., 2012. Defeito transitório na geração de óxido nítrico após a rutura das membranas fetais e capacidade de resposta ao óxido nítrico inalado em bebés muito prematuros com insuficiência respiratória hipóxica. J. Pediatr. 161, 397-403.e1. https://doi.org/10.1016/j.jpeds.2012.03.008

Alhassen, Z., Vali, P., Guglani, L., Lakshminrusimha, S., Ryan, R.M., 2021. Avanços recentes na fisiopatologia e gestão da taquipneia transitória do recém-nascido. J. Perinatol. Off. J. Calif. Perinat. Assoc. 41, 6-16. https://doi.org/10.1038/s41372-020-0757-3

Allen, K.A., Brandon, D.H., 2011. Encefalopatia hipóxico-isquémica: fisiopatologia e tratamentos experimentais. Newborn Infant Nurs. Rev. 11, 125-133.

Alvo, A., Villarroel, G., Sedano, C., 2021. Obstrução nasal neonatal. Eur. Arch. Oto- Rhino-Laryngol. Off. J. Eur. Fed. Oto-Rhino-Laryngol. Soc. EUFOS Affil. Ger. Soc. Oto-Rhino-Laryngol. - Head Neck Surg. 278, 3605-3611. https://doi.org/10.1007/s00405-020-06546-y

ACADEMIA AMERICANA DE PEDIATRIA, COMITÉ DO FETO E DO RECÉM-NASCIDO, COLÉGIO AMERICANO DE OBSTETRAS E GINECOLOGISTAS, COMITÉ DE PRÁTICA OBSTÉTRICA, 2015. The Apgar Score (A pontuação de Apgar). Pediatrics 136, 819-822. https://doi.org/10.1542/peds.2015-2651

Anadkat, J.S., Kuzniewicz, M.W., Chaudhari, B.P., Cole, F.S., Hamvas, A., 2012. Aumento do risco de dificuldade respiratória entre bebés brancos, do sexo masculino, pré-termo tardio e de termo. J. Perinatol. Off. J. Calif. Perinat. Assoc. 32, 780-785. https://doi.org/10.1038/jp.2011.191

Aziz, K., Lee, C.H.C., Escobedo, M.B., Hoover, A.V., Kamath-Rayne, B.D., Kapadia, V.S., Magid, D.J., Niermeyer, S., Schmelzer, G.M., Szyld, E., Weiner, G.M., Wyckoff, M.H., Yamada, N.K., Zaichkin, J., 2021. Parte 5: Ressuscitação Neonatal 2020 Diretrizes da American Heart Association para Ressuscitação Cardiopulmonar e Cuidados Cardiovasculares de Emergência. Pediatrics 147, e2020038505E. https://doi.org/10.1542/peds.2020-038505E

Bada, H.S., Korones, S.B., Pourcyrous, M., Wong, S.P., Wilson III, W.M., Kolni, H.W., Ford, D.L., 1992. Síndrome assintomática de hiperviscosidade policitémica: efeito da transfusão de troca parcial de plasma. J. Pediatr. 120, 579-585.

Baird, R., Puligandla, P.S., Laberge, J.-M., 2014. Malformações pulmonares congénitas: informando as melhores práticas. Semin. Pediatr. Surg. 23, 270-277. https://doi.org/10.1053/j.sempedsurg.2014.09.007

Balchin, I., Whittaker, J.C., Lamont, R.F., Steer, P.J., 2011. Caraterísticas maternas e fetais associadas ao líquido amniótico manchado de mecónio. Obstet. Gynecol. 117, 828-835. https://doi.org/10.1097/AOG.0b013e3182117a26

Bang, A.T., Bang, R.A., Morankar, V.P., Sontakke, P.G., Solanki, J.M., 1993. Pneumonia em recém-nascidos: pode ser tratada na comunidade? Arch. Dis. Child. 68, 550-556.

https://doi.org/10.1136/adc.68.5_spec_no.550

Barker, J.A., McLean, S.D., Jordan, G.D., Krober, M.S., Rawlings, J.S., 1990. Pneumonia neonatal primária por vírus herpes simplex. Pediatr. Infect. Dis. J. 9, 285-289. https://doi.org/10.1097/00006454-199004000-00012

Barton, L., Hodgman, J.E., Pavlova, Z., 1999. Causas de morte no bebé com peso extremamente baixo à nascença. Pediatrics 103, 446-451. https://doi.org/10.1542/peds.103.2.446

Baseer, K.A.A., Mohamed, M., Abd-Elmawgood, E.A., 2020. Fatores de risco de doenças respiratórias entre neonatos na unidade de terapia intensiva neonatal do Hospital Universitário de Qena, Egito. Ann. Glob. Saúde 86, 22. https://doi.org/10.5334/aogh.2739

Behera, J.N., Goutam, V., Khamari, D.K., n.d. Prevalence and Outcome of Respiratory Distress in Newborn-A Tertiary Care Hospital Experience (Prevalência e resultados da angústia respiratória em recém-nascidos - uma experiência num hospital de cuidados terciários).

Berrocal, T., Madrid, C., Novo, S., Gutierrez, J., Arjonilla, A., Gomez-Leon, N., 2004. Anomalias congénitas da árvore traqueobrônquica, pulmão e mediastino: embriologia, radiologia e patologia. Radiogr. Rev. Publ. Radiol. Soc. N. Am. Inc 24, e17. https://doi.org/10.1148/rg.e17

Black, V.D., Lubchenco, L.O., Koops, B.L., Poland, R.L., Powell, D.P., 1985. Hiperviscosidade neonatal: estudo aleatório do efeito da transfusão de troca parcial de plasma no resultado a longo prazo. Pediatrics 75, 1048-1053.

Block, M.F., Kallenberger, D.A., Kern, J.D., Nepveux, R.D., 1981. Aspiração de mecónio in utero pelo feto babuíno. Obstet. Gynecol. 57, 37-40.

Brown, B.L., Gleicher, N., 1981. Aspiração intra-uterina de mecónio. Obstet. Gynecol. 57, 26-29.

Brown, C.A., Desmond, M.M., Lindley, J.E., Moore, J., 1956. Coloração de mecónio em recém-nascidos. J. Pediatr. 49, 540-549. https://doi.org/10.1016/s0022- 3476(56)80140-6

Bruschettini, M., Hassan, K.-O., Romantsik, O., Banzi, R., Calevo, M.G., Moresco, L., 2022. Intervenções para o manejo da taquipneia transitória do recém-nascido - uma visão geral das revisões sistemáticas. Base de dados Cochrane Syst. Rev. 2, CD013563. https://doi.org/10.1002/14651858.CD013563.pub2

Burrow, T.A., Saal, H.M., de Alarcon, A., Martin, L.J., Cotton, R.T., Hopkin, R.J., 2009. Caracterização de anomalias congénitas em indivíduos com atresia das coanas. Arch. Otolaryngol. Head Neck Surg. 135, 543-547. https://doi.org/10.1001/archoto.2009.53

Bush, A., Hogg, J., Chitty, L.S., 2008. Cystic lung lesions - prenatal diagnosis and management (Lesões císticas do pulmão - diagnóstico e tratamento pré-natal). Prenat. Diagn. 28, 604-611. https://doi.org/10.1002/pd.2039

Byrne, D.L., Gau, G., 1987. In utero meconium aspiration: an unpreventable cause of neonatal death. Br. J. Obstet. Gynaecol. 94, 813-814. https://doi.org/10.1111/j.1471-0528.1987.tb03735.x

Campbell, J.R., 1996. Pneumonia neonatal. Semin. Respir. Infect. 11, 155-162.

Cass, D.L., Quinn, T.M., Yang, E.Y., Liechty, K.W., Crombleholme, T.M., Flake, A.W., Adzick, N.S., 1998. O aumento da proliferação celular e a diminuição da apoptose caracterizam a malformação adenomatóide cística congénita do pulmão. J. Pediatr. Surg. 33,

1043-1046; discussão 1047. https://doi.org/10.1016/s0022- 3468(98)90528-0

Cassina, M., Ruol, M., Pertile, R., Midrio, P., Piffer, S., Vicenzi, V., Saugo, M., Stocco, C.F., Gamba, P., Clementi, M., 2016. Prevalência, caraterísticas e sobrevivência de crianças com atresia esofágica: Um estudo de base populacional de 32 anos incluindo 1.417.724 recém-nascidos consecutivos. Birt. Defects Res. A. Clin. Mol. Teratol. 106, 542-548. https://doi.org/10.1002/bdra.23493

Cavoretto, P., Molina, F., Poggi, S., Davenport, M., Nicolaides, K.H., 2008. Diagnóstico pré-natal e resultado de lesões pulmonares fetais ecogénicas. Ultrassom Obstétrico. Gynecol. Off. J. Int. Soc. Ultrasound Obstet. Gynecol. 32, 769-783. https://doi.org/10.1002/uog.6218

Cayabyab, R.G., Kwong, K., Jones, C., Minoo, P., Durand, M., 2007. Inflamação pulmonar e função pulmonar em bebés com síndrome de aspiração de mecónio. Pediatr. Pulmonol. 42, 898-905. https://doi.org/10.1002/ppul.20675

Cedin, A.C., Atallah, A.N., Andriolo, R.B., Cruz, O.L., Pignatari, S.N., 2012. Cirurgia para atresia coanal congénita. Cochrane Database Syst. Rev. CD008993. https://doi.org/10.1002/14651858.CD008993.pub2

Chao, C.P., Zaleski, C.G., Patton, A.C., 2006. Encefalopatia hipóxico-isquémica neonatal: achados imagiológicos multimodais. Radiographics 26, S159- S172.

Clark, P., Duff, P., 1995. Inhibition of neutrophil oxidative burst and phagocytosis by meconium. Am. J. Obstet. Gynecol. 173, 1301-1305. https://doi.org/10.1016/0002-9378(95)91375-0

Clausson, B., Cnattingius, S., Axelsson, O., 1999. Outcomes of post-term births: the role of fetal growth restriction and malformations (Resultados de partos pós-termo: o papel da restrição do crescimento fetal e das malformações). Obstet. Gynecol. 94, 758762. https://doi.org/10.1016/s0029-7844(99)00387-7

Cleary, G.M., Wiswell, T.E., 1998. Líquido amniótico com coloração de mecónio e síndrome de aspiração de mecónio. Uma atualização. Pediatr. Clin. North Am. 45, 511-529. https://doi.org/10.1016/s0031-3955(05)70025-0

Cleveland, R.H., 1995. Uma atualização radiológica sobre doenças médicas do tórax do recém-nascido. Pediatr. Radiol. 25, 631-637. https://doi.org/10.1007/BF02011835

Comité do Feto e do Recém-Nascido, Academia Americana de Pediatria, 2014. Suporte respiratório em bebés pré-termo ao nascimento. Pediatrics 133, 171-174. https://doi.org/10.1542/peds.2013-3442

Parecer n.º 644 do Comité: A pontuação de Apgar, 2015. . Obstet. Gynecol. 126, e52-e55. https://doi.org/10.1097/AOG.0000000000001108

Consórcio para o Trabalho Seguro, Hibbard, J.U., Wilkins, I., Sun, L., Gregory, K., Haberman, S., Hoffman, M., Kominiarek, M.A., Reddy, U., Bailit, J., Branch, D.W., Burkman, R., Gonzalez Quintero, V.H., Hatjis, C.G., Landy, H., Ramirez, M., VanVeldhuisen, P., Troendle, J., Zhang, J., 2010. Morbidade respiratória em partos prematuros tardios. JAMA 304, 419-425. https://doi.org/10.1001/jama.2010.1015

Cordero, L., Treuer, S.H., Landon, M.B., Gabbe, S.G., 1998. Gestão de bebés de mães diabéticas. Arch.   Pediatr. Adolesc. Med. 152, 249-254. https://doi.org/10.1001/archpedi.152.3.249

Cotten, C.M., Shankaran, S., 2010. Hipotermia para o tratamento da hipoxia-isquémica encefalopatia. Expert Rev. Obstet. Gynecol. 5, 227-239.

Crisera, C.A., Grau, J.B., Maldonado, T.S., Kadison, A.S., Longaker, M.T., Gittes, G.K., 2000. Defective epithelial-mesenchymal interactions dictate the organogenesis of tracheoesophageal fistula. Pediatr. Surg. Int. 16, 256-261. https://doi.org/10.1007/s003830050740

Curtis, J., Kim, G., Wehr, N.B., Levine, R.L., 2003. O fosfolípido estreptocócico do grupo B causa hipertensão pulmonar. Proc. Natl. Acad. Sci. U. S. A. 100, 5087-5090. https://doi.org/10.1073/pnas.0931493100

Dargaville, P.A., 2012. Suporte respiratório na síndrome de aspiração de mecónio: um guia prático. Int. J. Pediatr. 2012, 965159.
https://doi.org/10.1155/2012/965159

Dargaville, P.A., South, M., McDougall, P.N., 2001. Surfactante e inibidores de surfactante na síndrome de aspiração de mecónio. J. Pediatr. 138, 113-115.
https://doi.org/10.1067/mpd.2001.109602

Davies, P.A., Aherne, W., 1962. Pneumonia congénita. Arch. Dis. Child. 37, 598-602. https://doi.org/10.1136/adc.37.196.598

Davis, P.J., Shekerdemian, L.S., 2001. Síndrome de aspiração de mecónio e oxigenação por membrana extracorporal. Arch. Dis. Child. Fetal Neonatal Ed. 84, F1-3.
https://doi.org/10.1136/fn.84.1.f1

Dawes, G.S., Fox, H.E., Leduc, B.M., Liggins, G.C., Richards, R.T., 1972. Respiratory movements and rapid eye movement sleep in the foetal lamb. J. Physiol. 220, 119-143. https://doi.org/10.1113/jphysiol.1972.sp009698

De Santis, M., Masini, L., Noia, G., Cavaliere, A.F., Oliva, N., Caruso, A., 2000. Malformação adenomatóide cística congénita do pulmão: achados ultra-sonográficos pré-natais e resultado fetal-neonatal. Quinze anos de experiência. Fetal Diagn. Ther. 15, 246-250. https://doi.org/10.1159/000021015

Debillon, T., Tourneux, P., Guellec, I., Jarreau, P.-H., Flamant, C., 2021. Tratamento do desconforto respiratório em bebés pré-termo moderados e tardios: o estudo NEOBS. Arch. Pediatrie 28, 392-397.

Demissie, K., Marcella, S.W., Breckenridge, M.B., Rhoads, G.G., 1998. Asma materna e taquipneia transitória do recém-nascido. Pediatrics 102, 84-90.
https://doi.org/10.1542/peds.102.1.84

Depaepe, A., Dolk, H., Lechat, M.F., 1993. A epidemiologia da fístula traqueo-esofágica e da atresia esofágica na Europa. Grupo de trabalho EUROCAT. Arch. Dis. Child. 68, 743-748. https://doi.org/10.1136/adc.68.6.743

Duke, T., 2005. Neonatal pneumonia in developing countries. Arch. Dis. Child. Fetal Neonatal Ed. 90, F211-219. https://doi.org/10.1136/adc.2003.048108

Duncombe, G.J., Dickinson, J.E., Kikiros, C.S., 2002. Diagnóstico pré-natal e tratamento da malformação adenomatóide cística congénita do pulmão. Am. J. Obstet. Gynecol. 187, 950-954. https://doi.org/10.1067/mob.2002.127460

Edell, D.S., Davidson, J.J., Mulvihill, D.M., Majure, M., 1993. Uma apresentação comum de uma causa incomum de dificuldade respiratória neonatal: pneumonia alba. Pediatr. Pulmonol. 15, 376-379. https://doi.org/10.1002/ppul.1950150613

Engwall-Gill, A.J., Chan, S.S., Boyd, K.P., Saito, J.M., Fallat, M.E., St Peter, S.D., Bolger-Theut, S., Crotty, E.J., Green, J.R., Hulett Bowling, R.L., Kumbhar, S.S., Rattan, M.S., Young, C.M., Canner, J.K., Deans, K.J., Gadepalli, S.K., Helmrath, M.A., Hirschl, R.B., Kabre, R., Lal, D.R., Landman, M.P., Leys, C.M., Mak, G.Z., Minneci, P.C., Wright, T.N., Kunisaki, S.M., Midwest Pediatric Surgery Consortium, 2022. Precisão da tomografia computadorizada de tórax na distinção entre blastoma pleuropulmonar cístico e malformações pulmonares congênitas benignas em crianças. JAMA Netw. Open 5, e2219814. https://doi.org/10.1001/jamanetworkopen.2022.19814

Avaliação e gestão do neonato cianótico, 2008. . Clin. Pediatr. Emerg. Med. 9, 169-175. https://doi.Org/10.1016/j.cpem.2008.06.006

Friedlich, P., Noori, S., Stein, J., Shin, C., Burns, C., Ramanathan, R., Seri, I., 2005. Modelo de previsibilidade da necessidade de oxigenação por membrana extracorporal em recém-nascidos com síndrome de aspiração de mecónio tratados com óxido nítrico inalado. J. Pediatr. Surg. 40, 1090-1093. https://doi.org/10.1016/j.jpedsurg.2005.03.061

Friedman, N.R., Mitchell, R.B., Bailey, C.M., Albert, D.M., Leighton, S.E., 2000. Gestão e resultados da correção da atresia coanal. Int. J. Pediatr. Otorhinolaryngol. 52, 45-51. https://doi.org/10.1016/s0165-5876(99)00298-0

Fromont-Hankard, G., Philippe-Chomette, P., Delezoide, A.-L., Nessmann, C., Aigrain, Y., Peuchmaur, M., 2002. Glial cell-derived neurotrophic fator expression in normal human lung and congenital cystic adenomatoid malformation. Arch. Pathol. Lab. Med. 126, 432-436. https://doi.org/10.5858/2002-126-0432- GCDNFE

Gardikis, S., Didilis, V., Polychronidis, A., Mikroulis, D., Sivridis, E., Bougioukas, G., Simopoulos, C., 2002. Pneumotórax espontâneo resultante de malformação adenomatóide cística congénita num bebé pré-termo: relato de caso e revisão da literatura. Eur. J. Pediatr. Surg. Off. J. Austrian Assoc. Pediatr. Surg. Al Z. Kinderchir. 12, 195-198. https://doi.org/10.1055/s-2002-32733

Colaboradores do GBD 2015 Mortalidade e Causas de Morte, 2016. Expectativa de vida global, regional e nacional, mortalidade por todas as causas e mortalidade por causas específicas para 249 causas de morte, 1980-2015: uma análise sistemática para o Global Burden of
Estudo de Doenças 2015. Lancet Lond. Engl. 388, 1459-1544. https://doi.org/10.1016/S0140-6736(16)31012-1

Golubnitschaja, O., Yeghiazaryan, K., Cebioglu, M., Morelli, M., Herrera-Marschitz, M., 2011. Birth asphyxia as major complication in newborns: moving towards improved individual outcomes by prediction, targeted prevention and tailored medical care. EPMA J. 2, 197-210.

Gornall, A.S., Budd, J.L.S., Draper, E.S., Konje, J.C., Kurinczuk, J.J., 2003. Congenital cystic adenomatoid malformation: accuracy of prenatal diagnosis, prevalence and outcome in a general population (Malformação adenomatóide cística congénita: precisão do diagnóstico pré-natal, prevalência e resultados numa população geral). Prenat. Diagn. 23, 997-1002. https://doi.org/10.1002/pd.739

Goyal, A., Jones, M.O., Couriel, J.M., Losty, P.D., 2006. Atresia do esófago e fístula traqueo-esofágica. Arch. Dis. Child. Fetal Neonatal Ed. 91, F381-384. https://doi.org/10.1136/adc.2005.086157

Grigoriadis, S., Vonderporten, E.H., Mamisashvili, L., Tomlinson, G., Dennis, C.-L., Koren, G., Steiner, M., Mousmanis, P., Cheung, A., Ross, L.E., 2014. Exposição pré-natal a antidepressivos e hipertensão pulmonar persistente do recém-nascido: revisão sistemática e meta-análise. BMJ 348, f6932. https://doi.org/10.1136/bmj.f6932

Guo, B.-B., Pang, L., Yang, B., Zhang, C., Chen, X.-Y., OuYang, J.-B., Wu, C.-J., 2022. Ultrassom pulmonar para o diagnóstico e tratamento da síndrome do desconforto respiratório neonatal: A Minireview. Front. Pediatr. 10, 864911. https://doi.org/10.3389/fped.2022.864911

Haakonsen Lindenskov, P.H., Castellheim, A., Saugstad, O.D., Mollnes, T.E., 2015. Síndrome de aspiração de mecónio: possíveis mecanismos fisiopatológicos e futuras terapias potenciais. Neonatology 107, 225-230. https://doi.org/10.1159/000369373

Haney, P.J., Bohlman, M., Sun, C.C., 1984. Achados radiográficos na pneumonia neonatal. AJR Am. J. Roentgenol. 143, 23-26. https://doi.org/10.2214/ajr.143.1.23

Harbarth, S., Sudre, P., Dharan, S., Cadenas, M., Pittet, D., 1999. Outbreak of Enterobacter cloacae related to understaffing, overcrowding, and poor hygiene practices. Infect. Control Hosp. Epidemiol. 20, 598-603. https://doi.org/10.1086/501677

Hedstrom, A.B., Gove, N.E., Mayock, D.E., Batra, M., 2018. Desempenho do Silverman Andersen Respiratory Severity Score na previsão de PCO2 e suporte respiratório em recém-nascidos: um estudo de coorte prospetivo. J. Perinatol. 38, 505-511. https://doi.org/10.1038/s41372-018-0049-3

Helve, O., Pitkanen, O.M., Andersson, S., O'Brodovich, H., Kirjavainen, T., Otulakowski, G., 2004. Low expression of human epithelial sodium channel in airway epithelium of preterm infants with respiratory distress. Pediatrics 113, 1267-1272. https://doi.org/10.1542/peds.113.5.1267

Hem, H.A., Lathrop, S.S., 1987. Transfusão de troca parcial em recém-nascidos policitémicos de termo: ausência de associação com lesão gastrointestinal grave. Pediatrics 80, 75-78.

Hengerer, A.S., Brickman, T.M., Jeyakumar, A., 2008. Atresia de coana: análise embriológica e evolução do tratamento, uma experiência de 30 anos. The Laryngoscope 118, 862-866. https://doi.org/10.1097/MLG.0b013e3181639b91

Hooper, S.B., Harding, R., 1990. Changes in lung liquid dynamics induced by prolonged fetal hypoxemia. J. Appl. Physiol. Bethesda Md 1985 69, 127-135. https://doi.org/10.1152/jappl.1990.69.1.127

Hooper, S.B., Te Pas, A.B., Kitchen, M.J., 2016. Transição respiratória no recém-nascido: um processo de três fases. Arch. Dis. Child. Fetal Neonatal Ed. 101, F266-271. https://doi.org/10.1136/archdischild-2013-305704

Hooven, T.A., Polin, R.A., 2017. Pneumonia. Semin. Fetal. Neonatal Med. 22, 206213. https://doi.org/10.1016/j.siny.2017.03.002

Karlsson, M., Conner, P., Ehren, H., Bitkover, C., Burgos, C.M., 2022. A história natural das malformações congénitas das vias aéreas pulmonares diagnosticadas no período pré-natal e das sequestrações broncopulmonares. J. Pediatr. Surg. 57, 282-287. https://doi.org/10.1016/j.jpedsurg.2022.03.021

Keller, J.L., Kacker, A., 2000. Atresia das coanas, associação CHARGE e estenose nasal congénita. Otolaryngol. Clin. North Am. 33, 1343-1351, viii. https://doi.org/10.1016/s0030-6665(05)70285-1

Kersten, C.M., Rousian, M., Wesseling, J.J., Sadeghi, A.H., Wijnen, R.M.H., Schnater, J.M., 2023. Ressecção Pulmonar Sublobar em Crianças com Anomalias Pulmonares Congénitas: Uma Revisão Sistemática. J. Pediatr. Surg. 58, 2088-2097. https://doi.org/10.1016/j.jpedsurg.2023.05.030

Ko, B.A., Frederic, R., DiTirro, P.A., Glatleider, P.A., Applebaum, H., 2000. Acesso simplificado para divisão da fístula traqueoesofágica cervical baixa/torácica alta tipo H. J. Pediatr. Surg. 35, 1621-1622.

https://doi.org/10.1053/jpsu.2000.18332

Krasinski, K., Holzman, R.S., Hanna, B., Greco, M.A., Graff, M., Bhogal, M., 1985. Infeção fúngica nosocomial durante a renovação de um hospital. Infect. Control IC 6, 278-282. https://doi.org/10.1017/s0195941700061750

Kshirsagar, V.Y., Kshirsagar, A.Y., Mohite, R.V., 2019. Perfil clínico e resultado de dificuldade respiratória em recém-nascidos admitidos em centro de saúde terciário rural de Maharashtra, Índia.

Kumar, A., Bhat, B.V., 1996. Epidemiology of respiratory distress of newborns. Indian J. Pediatr. 63, 93-98. https://doi.org/10.1007/BF02823875

Kunisaki, S.M., Ehrenberg-Buchner, S., Dillman, J.R., Smith, E.A., Mychaliska, G.B., Treadwell, M.C., 2015. Desaparecimento de malformações pulmonares fetais: Caraterísticas ultra-sonográficas pré-natais e resultados pós-natais. J. Pediatr. Surg. 50, 978982. https://doi.org/10.1016/j.jpedsurg.2015.03.025

Kurepa, D., Zaghloul, N., Watkins, L., Liu, J., 2018. Diretrizes para exames de ultrassom pulmonar neonatal. J. Perinatol. Off. J. Calif. Perinat. Assoc. 38, 11-22. https://doi.org/10.1038/jp.2017.140

Lamichhane, A., Panthee, K., Gurung, S., 2019. Perfil clínico de neonatos com dificuldade respiratória em um hospital de cuidados terciários. JNMA J. Nepal Med. Assoc. 57, 412-415. https://doi.org/10.31729/jnma.4770

LaSalle, A.J., Andrassy, R.J., Ver Steeg, K., Ratner, I., 1979. Fístula traqueoesofágica congénita sem atresia esofágica. J. Thorac. Cardiovasc. Surg. 78, 583-588.

Lee, J., Romero, R., Lee, K.A., Kim, E.N., Korzeniewski, S.J., Chaemsaithong, P., Yoon, B.H., 2016. Síndrome de aspiração de mecônio: um papel para a inflamação sistêmica fetal. Am. J. Obstet. Gynecol. 214, 366.e1-9. https://doi.org/10.1016/j.ajog.2015.10.009

Lee, W.T., Koltai, P.J., 2003. Deformidade nasal em neonatos e crianças pequenas. Pediatr. Clin. North Am. 50, 459-467. https://doi.org/10.1016/s0031-3955(03)00036-1

Levin, D.L., 1978. Análise morfológica do leito vascular pulmonar na hérnia diafragmática congénita do lado esquerdo. J. Pediatr. 92, 805-809. https://doi.org/10.1016/s0022-3476(78)80162-0

Levine, E.M., Ghai, V., Barton, J.J., Strom, C.M., 2001. Mode of delivery and risk of respiratory diseases in newborns (Modo de parto e risco de doenças respiratórias em recém-nascidos). Obstet. Gynecol. 97, 439-442. https://doi.org/10.1016/s0029-7844(00)01150-9

Liszewski, M.C., Lee, E.Y., 2018. Distúrbios pulmonares neonatais: Abordagem de reconhecimento de padrões para o diagnóstico. AJR Am. J. Roentgenol. 210, 964-975. https://doi.org/10.2214/AJR.17.19231

Liu, J., Chen, X.-X., Li, X.-W., Chen, S.-W., Wang, Y., Fu, W., 2016. Ultrassonografia pulmonar para diagnosticar taquipneia transitória do recém-nascido. Chest 149, 1269-1275. https://doi.org/10.1016/j.chest.2015.12.024

Liu, J., Liu, F., Liu, Y., Wang, H.-W., Feng, Z.-C., 2014. Ultrassonografia pulmonar para o diagnóstico de pneumonia neonatal grave. Chest 146, 383-388. https://doi.org/10.1378/chest.13-2852

Mandell, E., Kinsella, J.P., Abman, S.H., 2021. Hipertensão pulmonar persistente do recém-nascido. Pediatr. Pulmonol. 56, 661-669. https://doi.org/10.1002/ppul.25073

Mariani, G., Dik, P.B., Ezquer, A., Aguirre, A., Esteban, M.L., Perez, C., Fernandez Jonusas,

S., Fustinana, C., 2007. Saturação de O2 pré-ductal e pós-ductal em
neonatos saudáveis de termo após o nascimento. J. Pediatr. 150, 418-421.
https://doi.org/10.1016/j.jpeds.2006.12.015

McConnell, M.E., Elixson, E.M., 2002. O neonato com suspeita de doença cardíaca
congénita. Crit. Care Nurs. Q. 25, 17-25.

McGillick, E.V., Lock, M.C., Orgeig, S., Morrison, J.L., 2017. Predisposição mediada pela
obesidade materna para complicações respiratórias no nascimento e na vida adulta:
compreender as implicações do ambiente intrauterino obesogénico. Paediatr. Respir. Rev. 21,
11-18. https://doi.org/10.1016/j.prrv.2016.10.003

Moresco, L., Romantsik, O., Calevo, M.G., Bruschettini, M., 2020. Suporte respiratório não
invasivo para o manejo da taquipneia transitória do recém-nascido. Base de dados Cochrane
Syst. Rev. 4, CD013231.
https://doi.org/10.1002/14651858.CD013231.pub2

Morini, F., Zani, A., Conforti, A., van Heurn, E., Eaton, S., Puri, P., Rintala, R., Lukac, M.,
Kuebler, J.F., Friedmacher, F., Wijnen, R., Tovar, J.A., Pierro, A., Bagolan, P., 2018.
Gerenciamento atual de malformações congênitas das vias aéreas pulmonares: Um inquérito
da "Associação Europeia de Cirurgiões Pediátricos". Eur. J. Pediatr. Surg. Off. J. Austrian
Assoc. Pediatr. Surg. Al Z. Kinderchir. 28, 1-5. https://doi.org/10.1055/s-0037-1604020

Morrison, J.J., Rennie, J.M., Milton, P.J., 1995. Neonatal respiratory morbidity and mode of
delivery at term: influence of timing of elective caesarean section. Br. J. Obstet. Gynaecol.
102, 101-106. https://doi.org/10.1111/j.1471-
0528.1995.tb09060.x

Muller, C.O., Berrebi, D., Kheniche, A., Bonnard, A., 2012. É necessária lobectomia radical
na malformação adenomatóide cística congénita? J. Pediatr. Surg. 47, 642-645.
https://doi.org/10.1016/j.jpedsurg.2011.08.002

Muller-Pebody, B., Johnson, A.P., Heath, P.T., Gilbert, R.E., Henderson, K.L., Sharland, M.,
iCAP Group (Improving Antibiotic Prescribing in Primary Care), 2011. Tratamento empírico
da sépsis neonatal: as diretrizes actuais são adequadas? Arch. Dis. Child. Fetal Neonatal Ed.
96, F4-8.
https://doi.org/10.1136/adc.2009.178483

Murphy, J.D., Rabinovitch, M., Goldstein, J.D., Reid, L.M., 1981. A base estrutural da
hipertensão pulmonar persistente do recém-nascido. J. Pediatr. 98, 962967.
https://doi.org/10.1016/s0022-3476(81)80605-1

Myer, C.M., Cotton, R.T., 1983. Obstrução nasal no paciente pediátrico. Pediatria 72, 766-
777.

Narang, A., Agrawal, P.B., Chakrabarti, A., Kumar, P., 1998. Epidemiology of systemic
candidiasis in a tertiary care neonatal unit. J. Trop. Pediatr. 44, 104-108.
https://doi.org/10.1093/tropej/44.2.104

Ng, E.H., Shah, V., 2021. Diretrizes para terapia de reposição de surfactante em neonatos.
Paediatr. Child Health 26, 35-49. https://doi.org/10.1093/pch/pxaa116

Nissen, M.D., 2007. Pneumonia congénita e neonatal. Paediatr. Respir. Rev. 8, 195203.
https://doi.org/10.1016/j.prrv.2007.07.001

Nitta, K., Kobayashi, T., 1994. Impairment of surfactant activity and ventilation by proteins in
lung edema fluid. Respir. Physiol. 95, 43-51.
https://doi.org/10.1016/0034-5687(94)90046-9

Oliveira, C.P.L., Flor-de-Lima, F., Rocha, G.M.D., Machado, A.P., Guimaraes Pereira Areias,

M.H.F., 2019. Síndrome de aspiração de mecónio: fatores de risco e preditores de gravidade. J. Matern.-Fetal Neonatal Med. Off. J. Eur. Assoc. Perinat. Med. Fed. Asia Ocean. Perinat. Soc. Int. Soc. Perinat. Obstet. 32, 14921498. https://doi.org/10.1080/14767058.2017.1410700

Pandita, A., Murki, S., Oleti, T.P., Tandur, B., Kiran, S., Narkhede, S., Prajapati, A., 2018. Efeito da pressão positiva contínua nasal nas vias aéreas em bebês com síndrome de aspiração de mecônio: Um ensaio clínico randomizado. JAMA Pediatr. 172, 161-165. https://doi.org/10.1001/jamapediatrics.2017.3873

Parikh, D.H., Rasiah, S.V., 2015. Lesões pulmonares congénitas: Gestão pós-natal e resultado. Semin. Pediatr. Surg. 24, 160-167. https://doi.org/10.1053/j.sempedsurg.2015.01.013

Parkash, A., Haider, N., Khoso, Z.A., Shaikh, A.S., 2015. Frequência, causas e resultados de neonatos com dificuldade respiratória admitidos na Unidade de Cuidados Intensivos Neonatais, Instituto Nacional de Saúde Infantil, Karachi. JPMA J. Pak. Med. Assoc. 65, 771-775.

Pretorius, D.H., Drose, J.A., Dennis, M.A., Manchester, D.K., Manco-Johnson, M.L., 1987. Fístula traqueoesofágica in utero. Vinte e dois casos. J. Ultrasound Med. Off. J. Am. Inst. Ultrasound Med. 6, 509-513. https://doi.org/10.7863/jum.1987.6.9.509

Priest, J.R., Williams, G.M., Hill, D.A., Dehner, L.P., Jaffe, A., 2009. Cistos pulmonares na primeira infância e o risco de malignidade. Pediatr. Pulmonol. 44, 14-30. https://doi.org/10.1002/ppul.20917

Radhakrishnan, R.S., Lally, P.A., Lally, K.P., Cox, C.S., 2007. ECMO para síndrome de aspiração de mecónio: apoio a critérios de entrada flexíveis. ASAIO J. Am. Soc. Artif. Intern. Organs 1992 53, 489-491. https://doi.org/10.1097/MAT.0b013e318063c602

Raha, B.K., Alam, M., Bhuiyan, M., 2020. Espectro de dificuldade respiratória em recém-nascidos: Um estudo de um hospital militar de cuidados terciários. J. Bangladesh Coll. Physicians Surg. 39, 4-8. https://doi.org/10.3329/jbcps.v39i1.50450

Raimondi, F., Yousef, N., Rodriguez Fanjul, J., De Luca, D., Corsini, I., Shankar-Aguilera, S., Dani, C., Di Guardo, V., Lama, S., Mosca, F., Migliaro, F., Sodano, A., Vallone, G., Capasso, L., 2019. Um estudo multicêntrico de ultrassom pulmonar sobre taquipnéia transitória do neonato. Neonatologia 115, 263-268. https://doi.org/10.1159/000495911

Rao, S., Pavlova, Z., Incerpi, M.H., Ramanathan, R., 2001. Fluido amniótico corado com mecónio e morbilidade neonatal em partos a termo e a curto prazo com corioamnionite histológica aguda e/ou funisite. J. Perinatol. Off. J. Calif. Perinat. Assoc. 21, 537-540. https://doi.org/10.1038/sj.jp.7210564

Rawlings, J.S., Pettett, G., Wiswell, T.E., Clapper, J., 1982. Estimated blood volumes in polycythemic neonates as a function of birth weight. J. Pediatr. 101, 594-599.

Razaz, N., Cnattingius, S., Joseph, K.S., 2019. Associação entre os escores de Apgar de 7 a 9 e mortalidade e morbidade neonatal: estudo de coorte de base populacional de bebês a termo na Suécia. BMJ 365, l1656. https://doi.org/10.1136/bmj.l1656

Riedlinger, W.F.J., Vargas, S.O., Jennings, R.W., Estroff, J.A., Barnewolt, C.E., Lillehei, C.W., Wilson, J.M., Colin, A.A., Reid, L.M., Kozakewich, H.P.W., 2006. A atresia brônquica é comum ao sequestro extralobar, ao sequestro intralobar, à malformação adenomatóide cística congénita e ao enfisema lobar. Pediatr. Dev. Pathol. Off. J. Soc. Pediatr. Pathol. Paediatr. Pathol. *Soc.* 9, 361-373. https://doi.Org/10.2350/06-01-0023.1

Rijal, P., Shrestha, M., 2018. Cenário de dificuldade respiratória neonatal em hospital terciário.

Rowen, J.L., Atkins, J.T., Levy, M.L., Baer, S.C., Baker, C.J., 1995. Dermatite fúngica invasiva no recém-nascido com < ou = 1000 gramas. Pediatrics 95, 682-687.

Ruchonnet-Metrailler, I., Leroy-Terquem, E., Stirnemann, J., Cros, P., Ducoin, H., Hadchouel, A., Khen-Dunlop, N., Labbe, A., Labouret, G., Lebras, M.-N., Lezmi, G., Madhi, F., Salomon, L.J., Thouvenin, G., Thumerelle, C., Delacourt, C., 2014. Resultados neonatais de malformações pulmonares congénitas diagnosticadas no pré-natal. Pediatria 133, e1285-1291. https://doi.org/10.1542/peds.2013- 2986

Rusmawati, A., Haksari, E., Naning, R., 2016. Pontuação de Downes como uma avaliação clínica para hipoxemia em neonatos com dificuldade respiratória. Paediatr. Indones. 48, 342. https://doi.org/10.14238/pi48.6.2008.342-5

Sahoo, M.R., Vasundhara, A., Rao, M.S., Alekhya, J., Nagasree, P., 2015. Perfil clínico-epidemiológico e avaliação de risco de recém-nascidos com dificuldade respiratória num centro de cuidados terciários no sul da Índia. Int J Contemp Pediatr 2, 433-9.

Sarkar, S., Rosenkrantz, T.S., 2008. Policitemia neonatal e hiperviscosidade, em: Seminários em Medicina Fetal e Neonatal. Elsevier, pp. 248-255.

Schultz, K.A.P., Williams, G.M., Kamihara, J., Stewart, D.R., Harris, A.K., Bauer, A.J., Turner, J., Shah, R., Schneider, K., Schneider, K.W., Carr, A.G., Harney, L.A., Baldinger, S., Frazier, A.L., Orbach, D., Schneider, D.T., Malkin, D., Dehner, L.P., Messinger, Y.H., Hill, D.A., 2018. DICER1 e condições associadas: Identificação de indivíduos em risco e estratégias de vigilância recomendadas. Clin. Cancer Res. Off. J. Am. Assoc. Cancer Res. 24, 2251-2261. https://doi.org/10.1158/1078-0432.CCR-17-3089

Sefic Pasic, I., Riera Soler, L., Vazquez Mendez, E., Castillo Salinas, F., 2023. Comparação entre ultrassonografia pulmonar e radiografia de tórax na avaliação da síndrome do desconforto respiratório neonatal. J. Ultrasound 26, 435-448. https://doi.org/10.1007/s40477-022-00728-6

Shane, A.L., Stoll, B.J., 2014. Sepse neonatal: progresso em direção a melhores resultados. J. Infect. 68 Suppl 1, S24-32. https://doi.org/10.1016/j.jinf.2013.09.011

Shanmugam, G., MacArthur, K., Pollock, J.C., 2005. Malformações congénitas do pulmão - avaliação e tratamento pré-natal e pós-natal. Eur. J. Cardio-Thorac. Surg. Off. J. Eur. Assoc. Cardio-Thorac. Surg. 27, 45-52. https://doi.org/10.1016/j.ejcts.2004.10.015

Shaw-Smith, C., 2006. Atresia esofágica, fístula traqueo-esofágica e a associação VACTERL: revisão da genética e da epidemiologia. J. Med. Genet. 43, 545-554. https://doi.org/10.1136/jmg.2005.038158

Sienko, A., Altshuler, G., 1999. Necrose vascular umbilical induzida por mecónio em abortos e fetos: um estudo histopatológico para citocinas. Obstet. Gynecol. 94, 415-420. https://doi.org/10.1016/s0029-7844(99)00307-5

Singh, R., Davenport, M., 2015. O argumento para a abordagem operatória de lesões pulmonares assintomáticas. Semin. Pediatr. Surg. 24, 187-195. https://doi.org/10.1053/j.sempedsurg.2015.02.003

Stanton, M., 2015. O argumento para uma abordagem não operatória de lesões pulmonares assintomáticas. Semin. Pediatr. Surg. 24, 183-186. https://doi.org/10.1053/j.sempedsurg.2015.01.014

Stanton, M., Davenport, M., 2006. Gestão de lesões pulmonares congénitas. Early Hum. Dev.

82, 289-295. https://doi.org/10.1016/j.earlhumdev.2006.02.006

Steurer, M.A., Jelliffe-Pawlowski, L.L., Baer, R.J., Partridge, J.C., Rogers, E.E., Keller, R.L., 2017. Hipertensão pulmonar persistente do recém-nascido em bebês prematuros tardios e a termo na Califórnia. Pediatria 139, e20161165.
https://doi.org/10.1542/peds.2016-1165

Stoll, B.J., Hansen, N.I., Bell, E.F., Shankaran, S., Laptook, A.R., Walsh, M.C., Hale, E.C., Newman, N.S., Schibler, K., Carlo, W.A., Kennedy, K.A., Poindexter,
B.B., Finer, N.N., Ehrenkranz, R.A., Duara, S., Sanchez, P.J., O'Shea, T.M., Goldberg, R.N., Van Meurs, K.P., Faix, R.G., Phelps, D.L., Frantz, I.D., Watterberg, K.L., Saha, S., Das, A., Higgins, R.D., Rede de Investigação Neonatal do Instituto Nacional de Saúde Infantil e Desenvolvimento Humano Eunice Kennedy Shriver, 2010. Resultados neonatais de bebés extremamente prematuros da Rede de Investigação Neonatal do NICHD. Pediatrics 126, 443-456.
https://doi.org/10.1542/peds.2009-2959

Sunoo, C., Kosasa, T.S., Hale, R.W., 1989. Síndrome de aspiração de mecônio sem evidência de sofrimento fetal no início do trabalho de parto antes do parto cesáreo eletivo. Obstet. Gynecol. 73, 707-709.

Sweet, D.G., Carnielli, V.P., Greisen, G., Hallman, M., Klebermass-Schrehof, K., Ozek, E., Te Pas, A., Plavka, R., Roehr, C.C., Saugstad, O.D., Simeoni, U., Speer, C.P., Vento, M., Visser, G.H.A., Halliday, H.L., 2023. Diretrizes de consenso europeias sobre a gestão da síndrome de dificuldade respiratória: atualização de 2022. Neonatology 120, 3-23.
https://doi.org/10.1159/000528914

Szeremeta, W., Parikh, T.D., Widelitz, J.S., 2007. Malformações nasais congénitas. Otolaryngol. Clin. North Am. 40, 97-112, vi-vii.
https://doi.org/10.1016/j.otc.2006.10.008

Taghavi, K., Tan Tanny, S.P., Hawley, A., Brooks, J.-A., Hutson, J.M., Teague, W.J., King, S.K., Nightingale, M., 2021. Fístula traqueoesofágica congênita do tipo H: percepções de 70 anos de experiência do The Royal Children's Hospital. J. Pediatr. Surg. 56, 686-691.
https://doi.org/10.1016/j.jpedsurg.2020.06.048

Tochie, J.N., Choukem, S.-P., Langmia, R.N., Barla, E., Koki-Ndombo, P., 2016. Dificuldade respiratória neonatal numa unidade neonatal de referência nos Camarões: uma análise da prevalência, preditores, etiologias e resultados. Pan Afr. Med. J. 24.

Tochie, J.N., Sibetcheu, A.T., Arrey-Ebot, P.E., Choukem, S.-P., 2024. Global, Regional and National Trends in the Burden of Neonatal Respiratory Failure and essentials of its diagnosis and management from 1992 to 2022: a scoping review. Eur. J. Pediatr. 183, 9-50.
https://doi.org/10.1007/s00431-023-05238-z

Tran, N., Lowe, C., Sivieri, E.M., Shaffer, T.H., 1980. Efeitos sequenciais da obstrução aguda por mecónio na função pulmonar. Pediatr. Res. 14, 34-38. https://doi.org/10.1203/00006450-198001000-00009

Turunen, R., Nupponen, I., Siitonen, S., Repo, H., Andersson, S., 2006. O início da ventilação mecânica está associado à rápida ativação de fagócitos circulantes em bebés prematuros. Pediatrics 117, 448-454.
https://doi.org/10.1542/peds.2005-0123

Tutdibi, E., Gries, K., Bucheler, M., Misselwitz, B., Schlosser, R.L., Gortner, L., 2010. Impacto do trabalho de parto nos resultados da taquipneia transitória do recém-nascido: estudo de base populacional. Pediatrics 125, e577-583. https://doi.org/10.1542/peds.2009-

Tyler, D.C., Murphy, J., Cheney, F.W., 1978. Danos mecânicos e químicos ao tecido pulmonar causados pela aspiração de mecónio. Pediatrics 62, 454-459.

van Ierland, Y., de Boer, M., de Beaufort, A.J., 2010. Líquido amniótico com coloração de mecónio: descarga de recém-nascidos vigorosos. Arch. Dis. Criança. Fetal Neonatal Ed. 95, F69-71. https://doi.org/10.1136/adc.2008.150425

van Laerhoven, H., de Haan, T.R., Offringa, M., Post, B., van der Lee, J.H., 2013. Testes de prognóstico em recém-nascidos a termo com encefalopatia hipóxico-isquémica: uma revisão sistemática. Pediatria 131, 88-98.

Walsh-Sukys, M.C., Tyson, J.E., Wright, L.L., Bauer, C.R., Korones, S.B., Stevenson, D.K., Verter, J., Stoll, B.J., Lemons, J.A., Papile, L.A., Shankaran, S., Donovan, E.F., Oh, W., Ehrenkranz, R.A., Fanaroff, A.A., 2000. Persistent pulmonary hypertension of the newborn in the era before nitric oxide: practice variation and outcomes. Pediatrics 105, 14-20. https://doi.org/10.1542/peds.105.1.14

Whitfield, J.M., Charsha, D.S., Chiruvolu, A., 2009. Prevenção da síndrome de aspiração de mecónio: uma atualização e a experiência de Baylor. Proc. Bayl. Univ. Med. Cent. 22, 128-131.

Wilson, R.D., Hedrick, H.L., Liechty, K.W., Flake, A.W., Johnson, M.P., Bebbington, M., Adzick, N.S., 2006. Malformação adenomatóide cística do pulmão: revisão da genética, diagnóstico pré-natal e tratamento in utero. Am. J. Med. Genet. A. 140, 151-155. https://doi.org/10.1002/ajmg.a.31031

Wiswell, T.E., Bent, R.C., 1993. A coloração do mecónio e a síndrome de aspiração de mecónio. Questões não resolvidas. Pediatr. Clin. North Am. 40, 955-981. https://doi.org/10.1016/s0031-3955(16)38618-7

Wiswell, T.E., Cornish, J.D., Northam, R.S., 1986. Policitemia neonatal: frequência de manifestações clínicas e outros achados associados. Pediatrics 78, 26-30.

Wiswell, T.E., Gannon, C.M., Jacob, J., Goldsmith, L., Szyld, E., Weiss, K., Schutzman, D., Cleary, G.M., Filipov, P., Kurlat, I., Caballero, C.L., Abassi, S., Sprague, D., Oltorf, C., Padula, M., 2000. Gestão da sala de partos do recém-nascido com manchas de mecónio aparentemente vigorosas: resultados do ensaio colaborativo internacional multicêntrico. Pediatrics 105, 1-7. https://doi.org/10.1542/peds.105.1.1

Wiswell, T.E., Henley, M.A., 1992. Aspiração intratraqueal, infeção sistémica e síndrome de aspiração de mecónio. Pediatria 89, 203-206.

Wiswell, T.E., Tuggle, J.M., Turner, B.S., 1990. Síndrome de aspiração de mecónio: fizemos alguma diferença? Pediatrics 85, 715-721.

Y arci, E., Canpolat, F.E., 2022. Avaliação das morbidades e complicações de pacientes de unidade de terapia intensiva neonatal com distúrbios respiratórios em diferentes idades gestacionais. Am. J. Perinatol. 29, 1533-1540.

Y eh, T.F., Harris, V., Srinivasan, G., Lilien, L., Pyati, S., Pildes, R.S., 1979. Achados roentgenográficos em bebés com síndrome de aspiração de mecónio. JAMA 242, 60-63.

Y un, S.W., 2011. Doença cardíaca congénita no recém-nascido que requer intervenção precoce. Korean J. Pediatr. 54, 183.

ANEXO I
FICHA DE INFORMAÇÃO PARA OS PAIS

Título do Estudo: PERFIL CLÍNICO-EPIDEMIOLÓGICO E DESFECHO DA ANGÚSTIA RESPIRATÓRIA EM RECÉM-NASCIDOS

Qual é o objetivo do presente estudo?

Estudar o perfil clínico-epidemiológico e os resultados da dificuldade respiratória em recém-nascidos

Qual é o procedimento do estudo?

Depois de obter o seu consentimento informado por escrito, o bebé será incluído no estudo. O período de estudo terá a duração aproximada de 1 ano. O tratamento do seu bebé será documentado no estudo até à alta do hospital.

Quais são os riscos ou incómodos de participar no estudo?

Ser-lhe-ão feitas algumas perguntas para documentar o historial da mãe e do bebé.

O seu bebé será examinado clinicamente.

Quais são os benefícios de participar num estudo?

O seu bebé será examinado para detetar malformações congénitas, problemas de audição, ROP, USG craniano durante a alta.

Será aconselhada sobre a técnica correta de amamentação e a sua importância.

Quem vai efetuar o estudo?

Dr. Innama Maryam sob a supervisão do Prof. Syed Manazir Ali, Unidade Neonatal, Departamento de Pediatria.

Onde se situa o local de estudo?

Secção Neonatal, Departamento de Pediatria, JNMCH, AMU, Aligarh.

E quanto à confidencialidade?

A identidade do seu bebé não será revelada a ninguém que não esteja diretamente ligado ao estudo, exceto ao comité de ética e/ou às autoridades regulamentares, durante o decurso do estudo, bem como após a conclusão do mesmo, incluindo a publicação dos dados.

Serei pago por participar no estudo?

Não, não receberá qualquer compensação monetária por participar no estudo. No entanto, em caso de qualquer lesão relacionada com o estudo, ser-lhe-á prestado tratamento neste hospital numa base prioritária.

Terei de pagar por quaisquer investigações / procedimentos / tratamentos relacionados com o estudo?

Não, não é obrigado a pagar os exames laboratoriais.

Posso retirar-me do estudo depois de estar inscrito?

Pode optar por não participar no estudo em qualquer altura, sem ter de justificar o motivo, e isso não terá qualquer influência no tratamento posterior do seu filho no hospital.

Quem posso contactar para obter mais informações?

Para mais informações, contactar as seguintes pessoas

1. Dr. Innama Maryam

Departamento de Pediatria,

J. N. Medical College, A.M.U, Aligarh

Número de contacto: +91 7017121405

correio eletrónico: imaryam999@gmail.com
2. Prof. Syed Manazir Ali,
Departamento de Pediatria,
J. N. Medical College, A.M.U, Aligarh
Número de contacto: +91 9837142555
correio eletrónico: manazir1958@yahoo.com
NICU, Faculdade de Medicina e Hospital Jawaharlal Nehru, AMU, Aligarh.

अभिभावक जानकारी पत्रक

अध्ययन का शीर्षक: नवजात शिशुओं में श्वसन संकट की क्लिनिको-एपिडेमियोलॉजिकल प्रोफाइल और परिणाम

इस अध्ययन का उद्देश्य क्या है?

नवजात शिशुओं में श्वसन संकट की क्लिनिको-एपिडेमियोलॉजिकल प्रोफाइल और परिणामों का अध्ययन करना।

अध्ययन की प्रक्रिया क्या है?

आपकी लिखित सहमति प्राप्त करने के बाद, बच्चे को इस अध्ययन में शामिल किया जाएगा। अध्ययन की अवधि लगभग । वर्ष होगी। आपके बच्चे का इलाज अस्पताल से छुट्टी मिलने तक दस्तावेज़ों में दर्ज किया जाएगा।

अध्ययन में भाग लेने के क्या जोखिम या असुविधाएं हैं?

मां और बच्चे के इतिहास को दर्ज करने के लिए आपसे कुछ प्रश्न पूछे जाएंगे। आपके बच्चे की क्लिनिकल जांच की जाएगी।

अध्ययन में भाग लेने के क्या लाभ हैं?

आपके बच्चे की जन्मजात विकृतियों, सुनने की समस्याओं, आरओपी (रेटिनोपैथी ऑफ प्रीमैच्योरिटी), और छुट्टी के समय यूएसजी खोपड़ी की जांच की जाएगी। आपको उचित स्तनपान तकनीक और इसकी महत्ता के बारे में सलाह दी जाएगी।

अध्ययन कौन करेगा?

डॉ. इनामा मरियम, प्रो. सैयद मनाज़िर अली, नियोनेटल यूनिट, पीडियाट्रिक्स विभाग, के निर्देशन में।

अध्ययन स्थल कहाँ है?

नियोनेटल सेक्शन, पीडियाट्रिक्स विभाग, जेएनएमसीएच, एएमयू, अलीगढ़।

गोपनीयता के बारे में क्या?

अध्ययन के दौरान और अध्ययन के पूरा होने के बाद भी, आपके बच्चे की पहचान को किसी भी ऐसे व्यक्ति के साथ साझा नहीं किया जाएगा जो अध्ययन से सीधे जुड़ा नहीं है, सिवाय एथिक्स कमेटी और/या नियामक अधिकारियों के, जिनके लिए यह आवश्यक हो सकता है।

क्या मुझे अध्ययन में भाग लेने के लिए भुगतान किया जाएगा?

नहीं, अध्ययन में भाग लेने के लिए आपको कोई धनराशि नहीं दी जाएगी। हालांकि, यदि अध्ययन से संबंधित कोई चोट लगती है, तो आपको इस अस्पताल में प्राथमिकता के आधार पर उपचार प्रदान किया जाएगा।

क्या मुझे अध्ययन से संबंधित जांच प्रक्रिया उपचार के लिए भुगतान करना होगा?

नहीं, प्रयोगशाला परीक्षणों के लिए आपको भुगतान करने की आवश्यकता नहीं होगी।

क्या मैं अध्ययन में नामांकित होने के बाद इससे बाहर निकल सकता/ सकती हूं?

आप बिना कोई कारण बताए किसी भी समय अध्ययन से बाहर निकल सकते हैं, और इसका आपके बच्चे के अस्पताल में आगे के उपचार पर कोई प्रभाव नहीं पड़ेगा।

अधिक जानकारी के लिए मैं किससे संपर्क कर सकता/ सकती हूं?

अधिक जानकारी के लिए आप निम्नलिखित व्यक्ति से संपर्क कर सकते हैं:

1. डॉ. इनामा मरियम
   पीडियाट्रिक्स विभाग,
   जे. एन. मेडिकल कॉलेज, ए.एम.यू., अलीगढ़
   फोन: 7017121405
   ई-मेल: imaryam999@gmail.com

2. प्रो. सैयद मनाज़िर अली,
   पीडियाट्रिक्स विभाग,
   जे. एन. मेडिकल कॉलेज, ए.एम.यू., अलीगढ़
   फोन: 9837142555
   ई-मेल: manazir1958@yahoo.com
   एनआईसीयू, जवाहरलाल नेहरू मेडिकल कॉलेज और अस्पताल, एएमयू, अलीगढ़।

والدین کے لیے معلوماتی شیٹ

مطالعہ کا عنوان :نوزائیدہ بچوں میں سانس کی تکلیف کی کلینیکو -ایپیڈیمیولوجیکل پروفائل اور نتائج

اس مطالعہ کا مقصد کیا ہے؟

نوزائیدہ بچوں میں سانس کی تکلیف کی کلینیکو -ایپیڈیمیولوجیکل پروفائل اور نتائج کا مطالعہ کرنا۔

مطالعہ کا طریقہ کار کیا ہے؟

آپ کی تحریری رضامندی حاصل کرنے کے بعد بچے کو مطالعہ میں شامل کیا جائے گا۔ مطالعہ کی مدت تقریباً 1 سال ہوگی۔

مطالعہ میں آپ کے بچے کے علاج کو اسپتال سے ڈسچارج ہونے تک دستاویزات میں درج کیا جائے گا۔

مطالعہ میں حصہ لینے کے کیا خطرات یا تکلیف ہیں؟

ماں اور بچے کی تاریخ کو دستاویز کرنے کے لیے آپ سے کچھ سوالات پوچھے جائیں گے۔

آپ کے بچے کا کلینیکل معائنہ کیا جائے گا۔

مطالعہ میں حصہ لینے کے کیا فوائد ہیں؟

آپ کے بچے کی پیدائشی نقائص، سننے کے مسائل، آر او پی، یو ایس جی کھوپڑی کی جانچ ڈسچارج کے وقت کی جائے گی۔

آپ کو مناسب دودھ پلانے کی تکنیک اور اس کی اہمیت کے بارے میں مشورہ دیا جائے گا۔

مطالعہ کون کرے گا؟

ڈاکٹر انامہ مریم، پروفیسر سید مناظر علی، نوزائیدہ یونٹ، شعبہ اطفال، کی نگرانی میں۔

مطالعہ کی جگہ کہاں ہے؟

نوزائیدہ سیکشن، شعبہ اطفال، جے این ایم سی ایچ، اے ایم یو ، علی گڑھ

رازداری کے بارے میں کیا؟

مطالعہ کے دوران اور مطالعہ مکمل ہونے کے بعد بھی، آپ کے بچے کی شناخت کو کسی بھی ایسے شخص کے ساتھ ظاہر نہیں کیا جائے گا جو مطالعہ سے براہ راست وابستہ نہیں ہے، سوائے اخلاقی کمیٹی اور/یا ریگولیٹری حکام کے.

کیا مجھے مطالعہ میں حصہ لینے کے لیے ادائیگی کی جائے گی؟

مطالعہ میں حصہ لینے کے لیے آپ کو کوئی مالی معاوضہ نہیں دیا جائے گا. تاہم، اگر مطالعہ سے متعلق کوئی چوٹ لگی ہے، تو آپ کو اس اسپتال میں ترجیحی بنیادوں پر علاج فراہم کیا جائے گا.

کیا مجھے مطالعہ سے متعلق کسی تحقیق /طریقہ کار /علاج کے لیے ادائیگی کرنی ہوگی؟

آپ کو لیبارٹری ٹیسٹوں کے لیے ادائیگی کرنے کی ضرورت نہیں ہوگی.

کیا میں مطالعہ میں شامل ہونے کے بعد اس سے باہر نکل سکتا/سکتی ہوں؟

آپ بغیر کسی وجہ بتائے کسی بھی وقت مطالعہ سے باہر نکل سکتے ہیں، اور اس کا آپ کے بچے کے اسپتال میں مزید علاج پر کوئی اثر نہیں پڑے گا.

مزید معلومات کے لیے میں کس سے رابطہ کر سکتا/سکتی ہوں؟

مزید معلومات کے لیے آپ مندرجہ ذیل شخص سے رابطہ کر سکتے ہیں:

1. ڈاکٹر انامہ مریم
   شعبہ اطفال
   جے .این .میڈیکل کالج، اے .ایم یو، علی گڑھ
   فون: 7017121405
   ای میل: imaryam999@gmail.com

2. پروفیسر سید مناظر علی
   شعبہ اطفال
   جے .این .میڈیکل کالج، اے .ایم یو، علی گڑھ
   فون: 9837142555
   ای میل: manazir1958@yahoo.com
   این آئی سی یو، جواہر لال نہرو میڈیکل کالج اور اسپتال، اے ایم یو، علی گڑھ

ANEXO II
FORMULÁRIO DE CONSENTIMENTO/ASSENTIMENTO

I   pai/mãe   de   R/O

Dou o meu consentimento total, livre e voluntário para a inclusão da minha filha/filho como sujeito no estudo intitulado **"Perfil clínico-epidemiológico e resultados da dificuldade respiratória em recém-nascidos"**. Foi-me explicado, na minha própria língua e de forma satisfatória, o objetivo e a natureza do estudo, bem como os riscos e benefícios. Foi-me igualmente explicado que a minha confidencialidade será mantida e que todas as investigações/intervenções só serão efectuadas após a obtenção do meu consentimento. Estou ciente do meu direito de optar por sair do estudo em qualquer altura, sem dar qualquer razão e sem penalização ou perda de benefícios de cuidados de rotina.

Assinatura do pai/mãe /impressão do polegar:

Data e hora:

Assinatura do médico:

Data e hora:

सहमति पत्र

मैं .... पिता/माता .... निवासी
.... अपनी
पुत्री/पुत्र को "नवजात शिशुओं में श्वसन संकट की क्लिनिको-एपिडेमियोलॉजिकल प्रोफाइल और
परिणाम" शीर्षक से किए जा रहे अध्ययन में शामिल करने के लिए अपनी पूरी, स्वतंत्र और स्वेच्छा
से सहमति प्रदान करता/करती हूं। मुझे मेरी भाषा में, और मेरी पूरी संतुष्टि के साथ, इस अध्ययन
का उद्देश्य और प्रकृति, साथ ही जोखिम और लाभ, समझा दिए गए हैं। मुझे यह भी बताया गया
है कि मेरी गोपनीयता बनाए रखी जाएगी और सभी जांच/हस्तक्षेप केवल मेरी सहमति प्राप्त करने
के बाद ही किए जाएंगे। मुझे यह भी जानकारी है कि मैं किसी भी समय बिना कोई कारण बताए,
और बिना किसी दंड या सामान्य देखभाल लाभ की हानि के, इस अध्ययन से बाहर निकलने का
अधिकार रखता/रखती हूं।

पिता/माता के हस्ताक्षर/अंगूठे का निशान:

....

तारीख और समय: ....

डॉक्टर के हस्ताक्षर: ....

तारीख और समय: ....

رضامندی کا فارم

میں .... والد/والدہ .... رہائشی ....

اپنی ....

بیٹی/بیٹے کو "نوزائیدہ بچوں میں سانس کی تکلیف کے کلینیکو-ایپیڈیمیولوجیکل پروفائل اور نتائج" کے عنوان سے کیے گئے مطالعے میں شامل کرنے کے لیے اپنی مکمل، آزاد اور رضاکارانہ رضامندی دیتا/دیتی ہوں۔ مجھے میری زبان میں، اور میری مکمل تسلی کے ساتھ اس مطالعے کا مقصد اور نوعیت، نیز خطرات اور فوائد، سمجھا دیے گئے ہیں۔ مجھے یہ بھی بتایا گیا ہے کہ میری رازداری کو برقرار رکھا جائے گا اور تمام تحقیقات/مداخلتیں صرف میری رضامندی حاصل کرنے کے بعد کی جائیں گی۔ مجھے اپنے اس حق کا بھی علم ہے کہ میں بغیر کوئی وجہ بتائے، اور بغیر کسی سزا یا معمول کی دیکھ بھال کے فوائد کے نقصان کے، کسی بھی وقت مطالعے سے باہر نکل سکتا/سکتی ہوں۔

والد/والدہ کے دستخط/انگوٹھے کا نشان:

....

تاریخ اور وقت: ....

ڈاکٹر کے دستخط: ....

تاریخ اور وقت: ....

ANEXO III
FORMULÁRIO DE TESE

Informação neonatal Proforma
NOME
SEXO -D   .O.B-B .NO.-
MODO DE ENTREGA
    PESO DO BEBÉ-COMPRIMENTO-
HC-CC   -
TERMO/PRÉ-TERMO PRECOCE/PRÉ-TERMO TARDIO-
PONTUAÇÃO DE SILVERMAN ANDERSON-
PONTUAÇÃO DE DOWNE
EXAME FÍSICO
Sinais vitais
    HR-RR-CRT-Temp-SPO2-
Palidez-Icterícia-Cianose   -   Acral / Central
Fontanela da cabeça - Anterior
-    Posterior
-    Terceiro
FACE
    Olho-Nariz-Palato
Inchaço do pescoço
    Caput-Cephalhematoma- Hemorragia subgaleal
    Língua-Ouvidos-Lábios-
Sistema Respiratório-
A/E B/L IGUAL SIM/NÃO
Sistema Cardiovascular-
                            Apex Beat Space- Murmur-
Exame abdominal-
Coto Umbilical - A - V
Coluna vertebral e extremidades-
Pulsações Femorais-
DDH-
Região genitourinária e anal-
Tubo rectal passado SIM/NÃO
PELE/ ORIFÍCIOS-
REFLEXOS
Moro's-
Enraizamento
Agarrar -
MALFORMAÇÃO CONGÉNITA
DIAGNÓSTICO
TRATAMENTO-
RESULTADO-

Informação materna Proforma

NOME-IDADE

DIAGNÓSTICO-

MBG-

Doença crónica - Hipertensão

-Anemia

-Tuberculose

-Hipotiroidismo

-Diabetes

-Outros

Medicamentos de longa duração-

Idade gestacional no parto-

LMP-EDD-Por   datas

          -Por Scaw

Recebeu esteróides pré-natais^

Recebeu doses de TT- 1 / 2

Recebeu comprimidos de ferro e ácido fólico - SIM / NÃO

Factores de risco para os SEPSIS

1. Pré-termo/BPN

2. LPV prolongado

3. >ou= 3 PV ou l impuro

4. Febre materna

5. Reanimação difícil

6. MSAF

7 - Manuseamento do Dai

INVESTIGAÇÕES

Hemoglobina-

TLC-

Plaquetas-

Grupo sanguíneo

PONTUAÇÃO DO APGAR

Frequência cardíaca

Esforço respiratório

Reflexo

Tom

Cor-

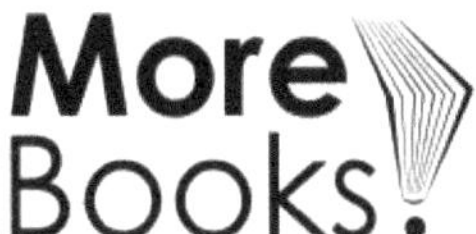
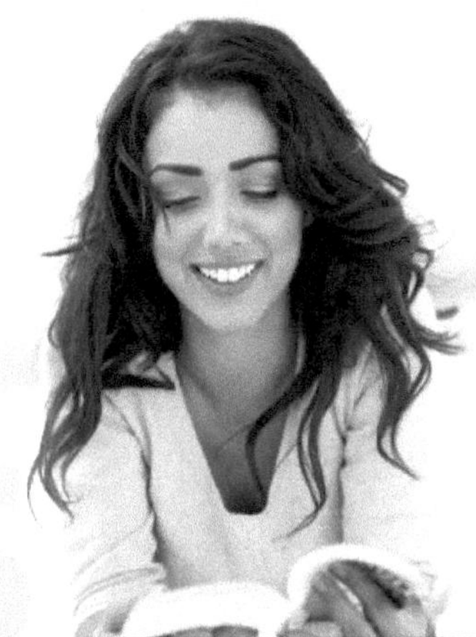

I want morebooks!

Buy your books fast and straightforward online - at one of world's fastest growing online book stores! Environmentally sound due to Print-on-Demand technologies.

Buy your books online at
www.morebooks.shop

Compre os seus livros mais rápido e diretamente na internet, em uma das livrarias on-line com o maior crescimento no mundo! Produção que protege o meio ambiente através das tecnologias de impressão sob demanda.

Compre os seus livros on-line em
www.morebooks.shop

info@omniscriptum.com
www.omniscriptum.com

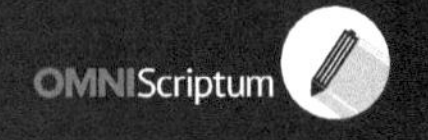

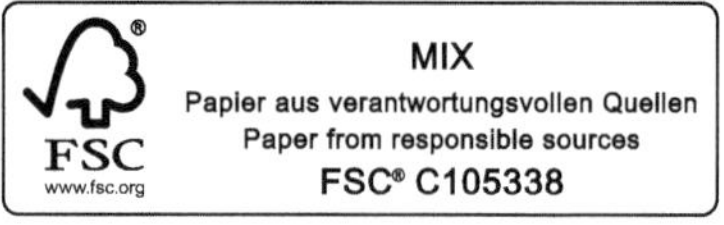

Printed by Books on Demand GmbH, Norderstedt / Germany